開業医ほど素敵な仕事はない

横山博美
乾　成夫

人間と歴史社

はじめに

一〇年前に書いた「ピザパイ・バイクに乗ったドクター」という短いルポ記事がある。開業医として、東京の板橋区大山で、当時としては珍しい「在宅診療」に取り組む横山博美氏を紹介する内容である。

その横山氏の「その後の一〇年」を追跡して、夢のある開業医の姿を一冊の本にしようという話が、にわかに持ち上がった。それは、昨年暮れのことであった。

世はインターネットの時代である。情報は一方向に流れるのではなく、双方向に自由に飛び交う時代である。そんな時代に、書き手が一方的に取材して、書き手に都合の良い書き方をして、果たして本当の姿が伝えられるものか、と心配になった。

それなら、当人と取材者が直接の対話に及ぶのが公平で、最善ではないか、と考えた。

という訳で、短いルポを第一部に、その後の一〇年をインタビューして第二部に、最後にいま話題のテーマを巡って対話して第三部に、という構成を思い付いた。

狙いは、あくまでも、開業医の横山博美氏がどんな夢に挑戦し、現実に対してどう考え、未来に対してどう感じているかを描き出すことである。

どういう内容になるか、現時点では、まったく見当もつかない。一応の心づもりのメモは、事前に横山氏に渡してある。当然筋書きの無いドラマになる。

五月十二日、横山氏の職場である介護老人保健施設「縄文の里 長瀞倶楽部」で二人の対話を録音する約束をした。

その結果が、やがて一冊の本になる。

二〇〇九年五月一〇日

開業医ほど素敵な仕事はない

目次

第三部 これからの保健・医療と福祉・介護 77

第一部

ピザパイ・バイクに乗ったドクター

医新会理事長・横山博美氏の奮戦記

「ピザパイ・ドクター」大活躍

その日も、横山博美・医新会理事長は夕方から在宅診療に出かけていた。

「バイクに乗って出かけてしまわれるんですよ」

そう言って、医新会泌尿器科クリニックの事務長代理兼理事長秘書の鈴木直文さんは苦笑する。取材で訪れた私も、あいづちを打つしかなかった。

バイクといっても、それは出前のピザパイを配達する、あの屋根つきの三輪バイクで、医師の往診車としてはちょっと奇異の感は免れない。しかも、このバイクには赤十字社と同じ紅《あか》い大きな「十字」のマークがついている。その下には「ドクターカー」と書かれている。

一目で医者が乗っていると分かる仕組みになっている。それに乗った白衣の大男が風を切って走っていく——。

目立たぬはずがない。

細い、クネクネと曲がった道路の多い板橋区大山町周辺では、このバイクは絶妙の乗り物である。

一九九二年から始まった横山理事長の在宅診療のバイク姿は、近在で知らない人はいない。いつからか、人呼んで「ピザパイ・ドクター」の異名がついた。親しみを込めて、そう呼ばれることを横山理事長は半ば自慢に思っている、と私は判断した。


その日は、雨が降っていた。それも、どしゃ降りであった。

「屋根がついているから濡れない、と言って出かけられるんですよ」

理事長秘書の鈴木さんは、再び困惑顔で言う。

若い日にサッカーで鍛えた頑丈なからだ、頭髪が後退し、スキンヘッドに近いユーモラスな雰囲気に加え、メガネの奥から人なつっこい笑顔で話しかける横山理事長は、とりわけ高齢者に評判が良い。信頼されている。

「ぼくは、なぜかお年寄りにモテるんですよ」

そう横山理事長自身も嬉しそうに語る。

現在、横山理事長が受け持っている在宅患者は約九〇名。それをクリニックの

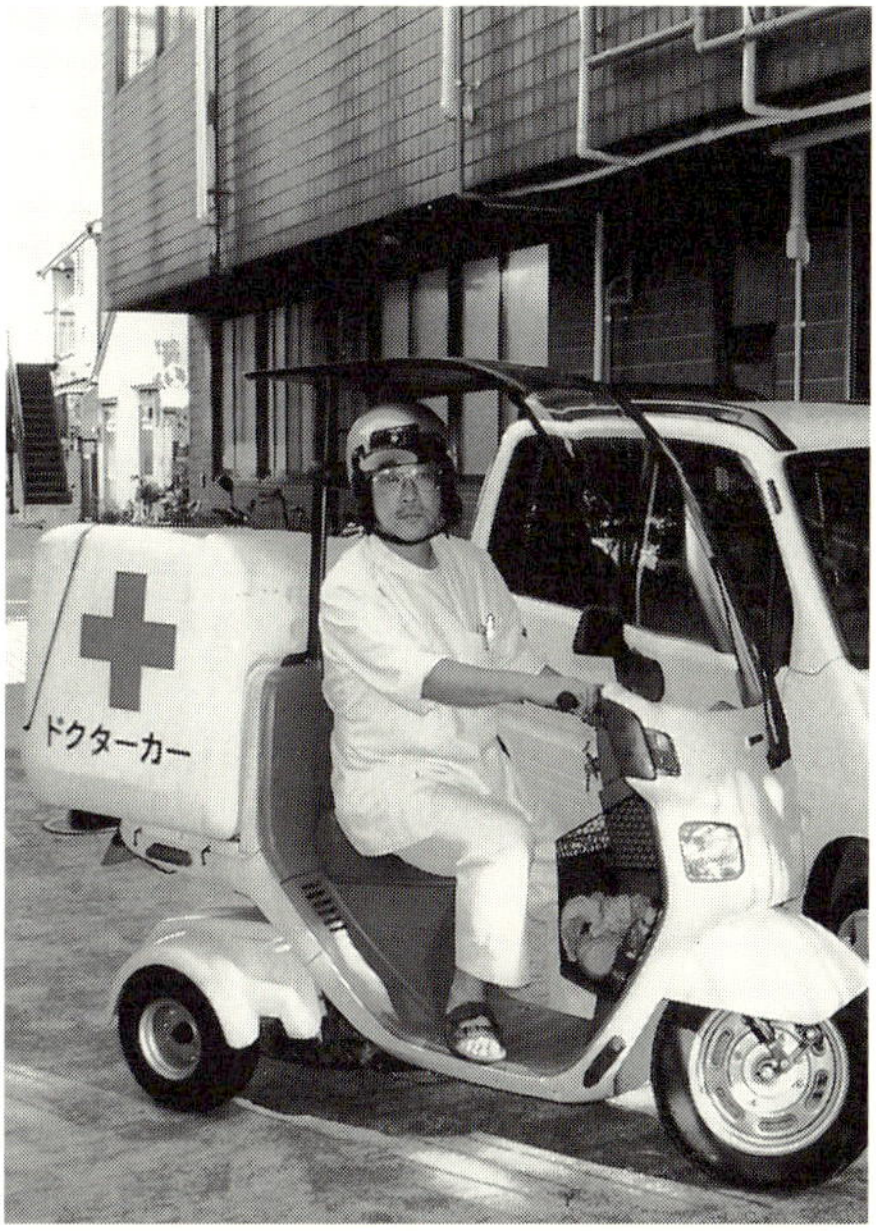

ピザパイ・バイクのドクターカーに乗る横山理事長
（撮影・乾 成夫：1999年）

医師二名と分担して診療に当たっている。

昼間はクリニックの外来診療に追われるので、在宅診療は夕方からということになる。

横山理事長は、この在宅医療を「往診」とは考えていない。

「往診というのは、患者に呼ばれて行くものです。ぼくの在宅医療は、定期的に訪問して支障があれば早めに治療し、場合によっては予防しながら一家の安全と安心を支えていくことなんです」

横山理事長の哲学は、在宅医療を始めたときから一貫している。

「もともとは家族に頼まれて、おじいちゃんやおばあちゃんを訪問したのがきっかけだったんです。それが、今では末期がんの患者さんが常に数人はいますよ。末期の患者さんは、日曜日でも必要に応じて訪問します。月に一回の人、週に一回の人と、症状によって訪問回数はさまざまです。ただし、ぼくも訪問看護ステーションも二十四時間体制です」

「それではゆっくり酒も呑《の》めませんね」

と尋ねたら、こう答えた。

「患者さんや家族には携帯電話の番号を教えてあって、いつ電話しても『オーケー』と言ってあります。しかし、ぼくだって付き合いがあって酒を呑むこともあるから、酒のにおいにひんしゅくするような家には行かない、と言ってあります。ぼくは家族と買い物に行っても、地下商店街には入りません。携帯電話が通じませんからね」

いやはや、この徹底ぶりには舌を巻いた。

いったい、この横山博美という人物は何者なのか——。私は好奇心をひどく刺激された。

二〇周年を迎えた医新クリニック

「わたしのやっていることはおせっかいなんです」

横山理事長は開口一番に、こう言った。

二つのクリニックと二つの訪問看護ステーションをもつ「医療法人社団・医新会」の理事長で、一〇〇名近い従業員のトップとはとても思えない、ざっくばらんな人柄である。

「理事長」とか「先生」と呼ぶより、「さん」づけで呼びたくなる雰囲気が濃厚にただよっている。以下は「横山さん」と呼ぶことにする。

東京都板橋区の東武東上線・大山駅南口から徒歩三分。川越街道からちょっと入った所の、約七〇坪の土地に建つ六階建てのビルが「医新クリニック」であり、これが医新会グループのルーツである。

横山さんが、ここに医新クリニックを開業したのは一九七九年（昭和五十四）十月のことで、ちょうど二〇年前のことであった。それ以来、さまざまな挑戦を繰り返してきたが、一九九六年（平成八）に「訪問看護ステーション　にりんそう」、一九九八年（平成十）に「訪問看護ステーション　すみれそう」、そして一九九九年（平成十一）一月に「医新泌尿器科クリニック」を開設した。

――医新会グループは、こうして誕生した。

一九九九年十月、医新クリニックの創立二〇周年記念祝賀会が開かれ、多くの人々がお祝いに駆けつけた。記念誌も発行された。

開業医としては、順風満帆の大成功というべき姿であろう。

ところが、横山さんは少しも満足していないのである。

「これからが、ぼくの挑戦ですよ」

と、壮大な夢を語る。

聞きようによっては、それは「大ボラ」と聞こえそうなスケールの大きさである。

横山さんが五十歳にして、なぜなおロマンを求め続けるのか――。その理由を明かす前に、横山さんの生い立ちを振り返ってみたい。

医者になるのは人生の前提

横山さんは一九四九年（昭和二十四）に、新潟県・糸魚川で生まれた。

小学校の教員をしていた両親の都合で、小学校から東京に移住――。

父親の影響で、幼少のころから医者になるのが「人生の前提」になっていた。

目的ではなく、前提だったのである。

「ぼくの父は、風呂へ一緒に入るたびに、〝医者は世の中の役に立つ仕事だよ〟と言い聞かせるのです。そして『シュバイツアー伝記』なんていう本がぼくの机の上にボンと置いてありました」

というわけで、横山さんは国立・弘前大学医学部に進学する。

余談だが、横山さんの曾祖父は松澤宗閑という漢方医であった。その伝統を受け継いだ横山さんは、漢方医の資格を持っている。漢方医名は「松澤宗秀」と称する。


しかし、横山さんは平凡な学生生活は送らなかった。

まず、サッカーに熱中した。一七五センチ、七五キロの強靭な肉体は、この時代につくられた。

次いで、混声合唱団に入り、テノールの美声を磨いた。ガールフレンドを求めるという不純な動機であったが、首尾よく現在の夫人を射止め、二十三歳で学生結婚するという離れわざを演じた。四男一女の子だくさんに恵まれ、家庭生活は順風満帆に満足している。

とはいうものの、当時の学生生活は苦しかった。

このとき、アルバイトの世話をしてくれた医師がいた。

「鷹揚郷」という腎センターをやっていた青木敬治先生である。残念なことに、青木医師は三十八歳の若さで夭逝する。

「青木先生が挫折したものを引き受けようと思って、ぼくは泌尿器科を選んだんですよ」

一九七六年（昭和五十一）に弘前大学を卒業すると、横山さんは東京大学医学部泌尿器科医局に入る。しかし、入局四年目に東京大学を辞し、救急指定の池袋病院で修業したあと、開業に踏み切る――。

横山さん三十歳。一九七九年（昭和五十四）十月二日のことであった。

「当時、ぼくは徳洲会の徳田虎男・理事長にあこがれていたんです。しかし、子分になるのはいやだしと思ったの……。ぼくはなんでも一番を目指したいから……」

「鶏口《けいこう》となるも牛後《ぎゅうご》となるなかれ」の心意気は、現在も変わっていない。

当時の東京都立豊島病院の浅野美智雄先生の薦めもあり、まず血液透析患者の社会復帰のための夜間透析のクリニックを開設する。

豊島病院の患者の受け皿となるために、病院の目の前にオープンすることになる。それが東武東上線・大山駅をベースにする契機になった。

野心に燃えていた横山さんは、このクリニックを中村裕司医師に託して、関東から南の九州までを駆けめぐる八面六臂《はちめんろっぴ》の活躍を演じるが、結局、成功したのは原点だけであった。

それならば、血液透析、泌尿器の分野に打ち込もう、と横山さんは決意する。ひとつは、血液透析患者の生活の質を向上させるために、徹底的に投資する方針を打ち出す。脳卒中と心臓病の危険率の高い血液透析患者の検査のために、ただちにCT（コンピュータ断層撮影法）とMRI（磁気共鳴映像法）を導入した。

「大学病院と同じレベルの医療をやろうと考えたわけです。大学病院に紹介する場合、全部検査してから送ろうと考えました。一流を目指しましたから、もう意地です」——心意気は一流であった。

これは、やがて人間ドック、骨ドック、前立腺ドックへと結実し、医新グループの高度医療志向の最先端医療設備へと発展していく——。

もうひとつの挑戦は、前立腺温熱療法の研究である。

「ぼくは誰にもできないことがしたかった。それに、オリンピックに出るというような夢も持ちたかったし」

こう言い切るあたり、横山さんのロマンチストの面目躍如たるものがある。

事実、横山さんは前立腺温熱療法の研究で、独自の理論と実際を究めてしまう。

それは日本での通説より高温で、しかも熱からず、痛からず、麻酔を組み合わせたユニークな方法であった。

この前立腺診療を集中的に行うために開設したのが、「医新泌尿器科クリニック前立腺センター」である。これはおそらく日本では最初で唯一の試みだと思われる。ここでは、現在一か月に一六〇件以上の治療が行なわれている。

いうまでもなく、患者は全国から集まってくる。

泌尿器科医として成功し、前立腺温熱療法の研究でも、専門医としての地位を築き、クリニックの経営者のプロフェッショナルでもある横山さんが、なぜ在宅医療に情熱を燃やすのか、不思議といえば不思議である。

その「なぞ」に迫ってみたい——。

父親への供養で始めた往診が在宅医療・看護に発展

「おやじが死んだとき、何か供養になることをしたいと考えたら、幼いころに住んでいた江戸川の二軒長屋のころを思い出したんです。そのころ、自転車で走り回っていた油井修太郎先生のことです。あのマネをしたらおやじが喜ぶかな、と思ってパッとバイクを買ったんです」

それは父親が六十七歳で他界した一九九二年のことであった。

「お前は藪《やぶ》以前の土手《どて》医者だ」

などと冗談めかした悪口を言っていた父親に、横山さんは生涯を導かれることになる。

「うちのおばあちゃんを診てちょうだい」

という家族の依頼に応えているうちに、在宅医療は始まった。

しかし、現在では、横山さんには独自の理念がある。

「往診というのは、患者さんや家族に頼まれて在宅医療に行くものです。ぼくのは定期診療なんです」

つまり、外来に来られない人を定期的に診療に出かけていく「訪問外来」だというのである。

現在は約九〇名の在宅患者を受け持っているが、クリニックの患者以外に、東京都老人医療センター、帝京大学医学部附属病院、日本大学医学部附属板橋病院など、板橋区内の病院や診療所からの紹介患者が半数を占めている。

当然、末期がん患者も、常に数人は含まれている。そのニーズに応えるために、横山さんは訪問看護ステーションの設立を決意する。一九九六年に「訪問看護ステーション　にりんそう」を開設し、運営は看護師の所長に一任する。

それは、横山さんのこんな考えに基づいている。

「看護師の自己責任の開発のためです。自分の判断で行動できなければ、看護の独立とは言えない。看護師は医者の手下《てした》じゃないんだから、医者の言うなりに動くようではいけない。医者と看護師は対等、平等です」

とはいうものの、重症・軽症、さまざまな在宅患者の混在する訪問看護は困難を極める。

紆余曲折の末に、横山さんはもうひとつのステーションを設立する。それが一九九八年にスタートした「訪問看護ステーション　すみれそう」である。

「にりんそうは軽症の患者さん、すみれそうは重症の人」

と、ステーションの役割を分担することにしたのだ。

この試みは、結果的に成功する。

重症や夜間の呼び出しが特定の個人に集中するという不満が解消され、チームワークが向上した。自己判断と自己責任で対処するシステムが、看護師の誇りを呼び覚ました。重症・軽症の差は無意味となり、自信に裏打ちされたプロ意識が目覚めた、ということであろう。

「家族などの介護者に対する支援は、看護師が最適なんです。医者は患者さんを支え、看護師は患者さんを守るキーパースンを支えるというのが、ぼくの理想です」

横山さんの理念は、実践を通して「信念」になってしまったように見える。今日も看護師たちは横山さんと同じ屋根付きのピザパイ・バイクに乗って元気に出かけて行く――。雨の日は雨合羽《あまがっぱ》姿と勇ましい。

二つの訪問看護ステーションには、看護学校の研修生が実習に来ている。私が訪ねた日は、日本大学の看護学生がミーティングに参加し、熱心に耳を傾けていた。

五年以内に実現したい「横山ドリーム・五つの夢」

クリニックの創立二〇周年を迎えた横山さんは、五つの大きな夢を描いている。

まず第一は、医新クリニックの血液透析患者の送迎をボランティアの「さくらの会」に任せ、完全な「送迎サービス付き透析センター」の実現を目指したい、と考えている。

現在は、年間六〇〇〇万円を支出して、専用の運転手を雇って、送迎の必要な人にだけサービスしている。

在宅医療が患者さんの必要に応じて自宅まで出向くように、高齢者や障害者、合併症に苦しむ人びとには、〝無料で送迎したい〟と、横山さんは切実に思っている。

二番目には、「前立腺センター」を名実ともに日本一の規模に育て上げたい、と理想に燃えている。これは医者としての横山さんのライフワークでもある。

三番目に、在宅医療センターのようなものを五〇〇〇坪以上の土地に設立して、老人保健施設や特別養護老人ホームなどを併設し、保健・医療・福祉の総合施設を実現したいと構想している。

四番目に、日帰りか、せめて一泊で治療できる新しい医療技術を開発して、それを実践するクリニックの開設を検討している。

五番目に、これらの施設や技術を維持して向上していくために、マンパワーを育成する学校を創りたいと念願している。具体的には、訪問看護師や理学療法士、作業療法士などの医療技術専門職、さらにはホームヘルパーなどの福祉専門家を視野に入れている。

「自分ノコトハ　カンジョウニイレズニ」

と謳った詩人がいたが、横山さんはそんな透明な心境に近づきつつあるようだ。

「お金に振り回されない。地位に惑わない。名誉を追求しない。これがぼくの三戒です」

――そう言って、横山さんはベンツに乗らずにバイクで在宅診療に出かけている。ロレックスの時計には見向きもしない。もちろん、ゴルフをするヒマはない。

「むかし、日本医師会長だった武見太郎という人は、肩書きのない武見太郎という名刺を作っていたそうだけど、ぼくもそれで通用するようになりたい。そんな名刺を作りたい」

この人は、もうこんなことを考えているのである。

一人で三人分働くスーパーマン理事長

「医新会グループ」が赤字覚悟と思われるサービスを実行できるのは、それなりの理由がある。それは、横山さんが理事長としてのほかに、臨床医として三人前の働きを果たしているからにほかならない。

医新泌尿器科クリニックでは、田原達雄院長と二人で、午前八時十五分から夜は八時まで診療と手術に明け暮れる。驚くべきことに、ここは祭日診療を実現している。患者にとって、これこそ「サービス」というものである。

午後の外来が休みの日は、在宅医療に駆け回る――。なにしろ、約一五〇〇人の患者の主治医である。本職は、いうまでもなく医新会の理事長である。

スーパーマンでなければつとまらぬ激務である。それを軽々とこなしているように見せるところが、横山さんの横山さんたるゆえんであろう。

この二〇年の歳月は、横山さんを冷厳な経営のリアリストに育て上げた。しかし、その反面、ターミナルケアの場面では、家族と一緒に感動するロマンチストでもある。

「この間もね、がんで亡くなられた七十歳台の女性がいたの。その娘さんが、最後に母と添い寝がしたいと言うの。まだ温かいお母さんの布団に入って、しばらく抱きしめてから、〝これで気が済みました。先生ありがとう〟と言うの。ぼくは感動しちゃったなあ……」

ロマンチックなリアリストは、思い出して嘆息した。

事業としての医療経営をここまで成功させるには、きれいごとばかりではなかったに違いない。忘れたい思い出もあると思う。

しかし、大切なのは到達点である。

「すばらしい二〇年だった」と、私は賞賛したいと思う。

横山さんは、ちょっととぼけたユーモラスな雰囲気を漂わせている。若いころは、定めし男前であったろうと思わせる目鼻立ちだが、後退した頭髪がその鋭さを弱めている。二物を与えぬ天の配剤が、横山さんにチャンスをもたらしたと理解すべきかもしれない。

それにしても、快男児とはこういう人のことをいうのだと、私は思う。

まず、「志」がある。

次に、「生きる目的」を持っている。

さらに、他者の役に立つことに喜びを感じる「心」がある。

横山さんは、自分のやっていることは「おせっかい」だと言うが、私には「おもいやり」のように見える。

社会へのアピールとしての公開講座

その証拠に、横山さんは二年前から「公開在宅介護看護研修講座」をボランティアで開催している。もちろん無料である。

参加者は医師・看護師、その他の医療職や福祉の関係者も含まれるが、圧倒的に多いのは一般市民である。毎回およそ一二〇名ぐらいの聴衆が集まる。

高齢社会をにらんで、在宅医療、訪問看護のあり方を考え、直接市民にアピールしようとする横山さんの企画は、市民の心を捉えた。

専門家と市民が交流することによって、地域にネットワークを広げようという考えは、市民に支持されたようである。

また、啓蒙活動の一環として、横山さんは「前立腺肥大症温熱療法」に関する講演会も続けている。これも二年前から始めて、すでに十四回を数えている。

著訳書も数冊ある。
『男の更年期　女の更年期』（人間と歴史社、一九九六年）
『男性更年期の謎』（マルコム・カラザース著、横山博美・訳、人間と歴史社、一九九八年）
『前立腺肥大症は切らずに治せる！』（三修社、一九九九年）
『知って安心　男の更年期』（講談社、二〇〇〇年）
——あの多忙の中で、なおこれだけの著作活動を行なうというのは、恐るべき情熱である。タフな人である。

横山さんは医新会グループの基本理念として、「奉仕真療」というスローガンを掲げている。「奉仕」とは、いうまでもなくサービスのことである。「真療」は心身医療、つまり身も心も診療するという意味だという。

「医新会」という名称も、明治維新のニュアンスに時代の夜明けの響きを重ねたものだという。

横山さんが、夢を売る男になるのか、ホラ吹き男爵で終わるのか、その答は二十一世紀まで待たねばならない。

「間違いなく実現します」

理事長秘書の鈴木直文さんは、真顔でそう言って微笑した。

――なんだか、私にもそう思えてきた。

（「在宅医療」通巻二十四号、一九九九年十二月）

第二部

「横山ドリーム」はどこまで実現したか

それから一〇年の医新会の活動

（聞き手◆乾　成夫）

「無印商品」でいたいというのがぼくの理想です

――現在の横山さんは、どんな活動（生活）をしていますか。

一〇年前（一九九九）の横山さんは泌尿器科医で、人工血液透析と前立腺治療の専門医でした。同時に訪問診療に熱心な、在宅医療に力を入れているホームドクターでもあるというのが、私の印象ですが、いまも変わっていませんか。

横山　いまは介護老人保健施設（老健）をつくって運営してますので、在宅医療での看取りよりも、具合の悪い入所者さんをクリニックに移しての看取りということになっています。当時は、在宅での看取りは年間一〇〜二〇例でしたが、現在は五〇例ほどで、毎週お見送りをしているという状況です。しかし、在宅で看取りたいという原点についてては拘《こだわ》りがありますので、クリニックの個室は障子張りの部屋でご家族も一緒に寝泊まりできるようにして、在宅の看取りに近い形にしています。

――「奉仕真療」というスローガンがありました。あれはいまも掲げていますか。

「奉仕」はサービスの意味ですね。サービスという言葉は、一九一〇年代に大倉財閥系の自動車販売会社がアメリカから持ち込み、「販売後のご用聞き」という程度に使ったらしいですが、どうもぴったりした訳《やく》じゃないですね。

横山　なかなか職員に浸透しにくいのですが、「奉仕」というのは「感謝の気持ちを持って仕事にあたる」、「真療」というのは「患者さん第一主義」ということです。仕事を通じて、プロとして自分の精神世界を高めて欲しいというのがこのスローガンに込めた意味です。

――アメリカの名女優、グレタ・ガルボが「お金・名声・欲が私の人生を駄目にした」と言っていますが、横山さんは一〇年前に、「お金に振り回されない。地位に惑わない。名誉を追求しない。これがぼくの三戒です」と言いました。この言葉は、いまでも私の心に残っています。さらに、「肩書のない名刺」が理想だと言っていましたね。

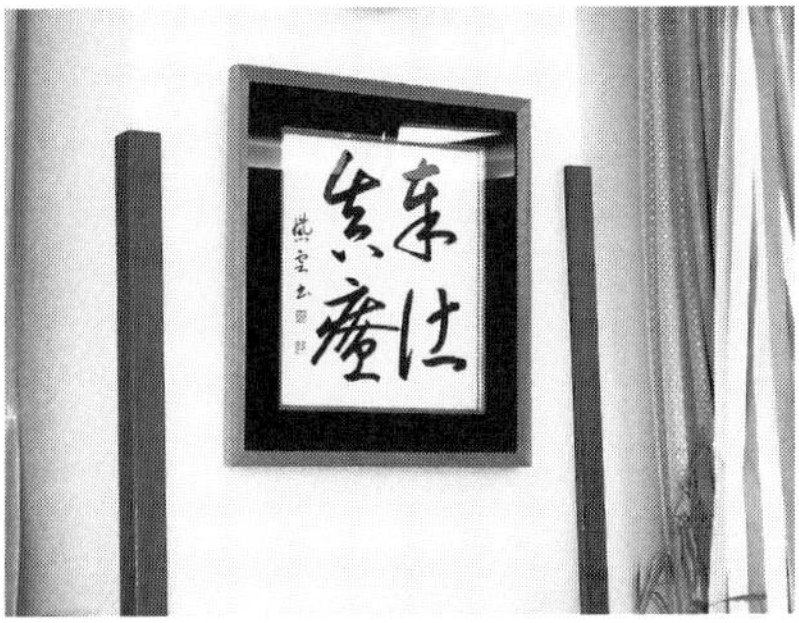

いまも掲げられている「奉仕真療」のスローガン

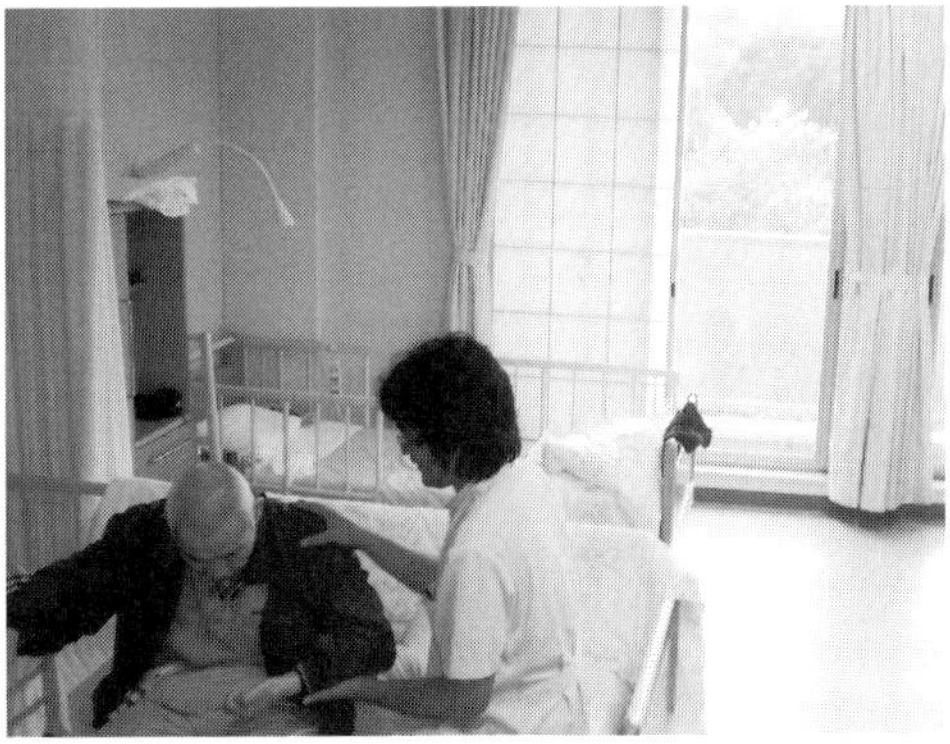

在宅をイメージした障子張りの個室

横山　ぼくはまだ小者《こもの》なので、当時の日本医師会長の武見太郎さんのように「肩書のない名刺」で通用するまでに届いてないのです。……が、お金というのは一所懸命働いた結果としてあるので、目的ではない。だからぼくは職員に診療報酬を上げることを要求したことはない。頑張った結果として数字がついてくると思っています。

地位とか名誉は、ぼくにとってまったく意味がない。自由気ままにやれるポジションに立っていることが、自分のやりたいことや世の中に望まれていることをやるのに一番いいポジションだと思っていますので……。「無印商品」でいたいというのはいまも変わりません。

――いや、「無印良品」ですよ。

横山　自分が仕事を通じて一所懸命頑張った結果として、どこにたどり着きたいのかというと、父母から授かった身体としてのいのち、成長して精神的に少しずつ大人になった心のいのち、社会に旅立ってそこで得た社会的いのち、こうして繋いできたいのちがある。そしていま目指しているのが、この長瀞の地で心穏やかに、畑を耕して植物の成長を見ながらの四つ目のいのちがあります。こうした「いのち」を覚えていてくれる人が何人残るか……。みなさんの心に少しでも宿ってほしいというのが、最大の目標です。

「送迎サービス付き血液透析センター」は実現しましたか

――「送迎サービス付き血液透析センター」のプランはどうなりましたか。

横山　いま板橋の「医新クリニック」では透析患者さんが一二〇名ほどですが、七割は送迎しています。患者さんの三分の二が糖尿病からの透析で、目が悪いとか、心臓病や足がしびれる、あるいは切断したとかの合併症があるので、ご家族が送迎するのは相当な負担になります。運転手六名で送迎していますが、ガソリン代だけ患者さんにご負担いただいており、ニーズに対して一〇〇パーセント近い対応がとれていると思います。

――簡単なようですが、凄いことですね。医療は、すべて送迎が必要なのかも知れません。その発想に驚嘆しました。長瀞の血液透析センターも送迎していますか。

横山　「長瀞医新クリニック」でもやっておりますし、一般の外来の方でも電話をいただければ無料で送迎しています。ご高齢者が多いのと、ここはタクシーも少なくバスもないので、これは大変感謝されています。また、東京からこちらの介護施設に入所したいという方は、高速料金だけいただいてお迎えに行きます。

――日本の人工血液透析患者は、二〇〇〇年には二〇万人を突破しました。医療費は一兆円で、国民医療費の三〇分の一です。この年に新しく透析を始めた人は三二、〇〇〇人です。そのうち三人に一人は糖尿病でした。この傾向はずっと続いていくと思いますか。

横山　糖尿病患者が、そして長寿の方が増えている分だけ高齢の透析患者さんは増えていて、九十歳以上の方もいます。「五つの夢」に続けて、六つ目の夢として、透析しないで済む治療、つまり「再生治療」という形で実現しようと考えています。これからは腎臓や肝臓が悪くなりかかった人に自分の脂肪細胞を採って、そ

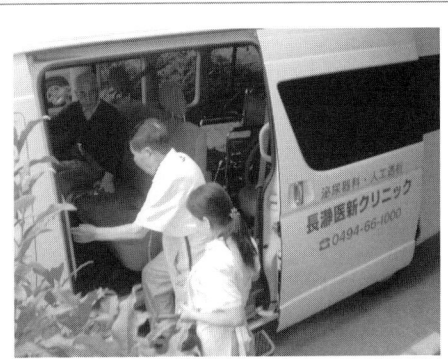

長瀞医新クリニックの患者送迎車

人工透析患者数と透析装置数の推移

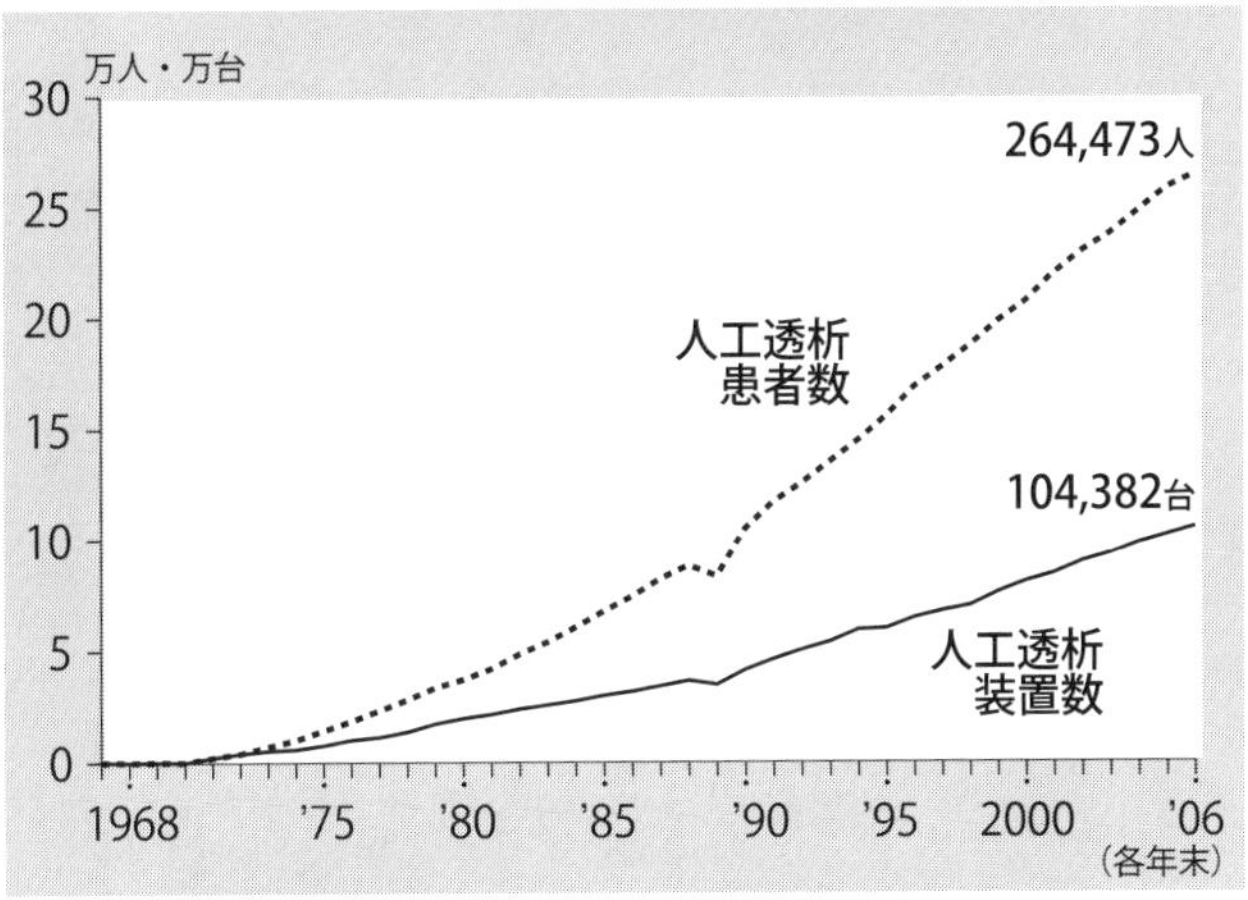

資料　日本透析医学会調べ
注　　1989年は，調査の回収率が悪かったために前年の数を下回ったものと思われる。

の中の脂肪由来の幹細胞を培養し、点滴で戻して治してあげたい。血液透析患者さんがどんどん減ることが六つ目の夢です。

「前立腺センター」「日帰り手術」も可能になりましたか

――「前立腺センター」は実現しましたか。

横山　板橋ですと、新幹線・飛行機で東京に来ても、そこから来るのに迷ってしまうということもありますので、全国から来られても便利なように、東京駅に近い神田に「神田医新クリニック」を開設して、そこで前立腺の治療を積極的に行なっています。また、がんの手術、放射線・化学療法をやった後で、再発して、がん難民になって行き所のない方々がたくさんいるので、がんの温熱療法、からだに負担のかからないビタミンC大量投与療法、自分のリンパ球を培養してからだに戻す治療――。こうしたことで末期がんの患者さんを診られる態勢をとっています。

――日帰りか、せめて一泊で治療する、いわゆる「日帰り手術」はどこまで可能になりましたか。

横山　二十四時間以内で退院できるような前立腺治療とか、鼠径《そけい》ヘルニアの治療も実践できています。朝九時に来て、翌朝の九時には帰るとか、あるいは日帰りで手術して、その晩は近くのホテルに泊まって、翌日診察してそのまま帰るというようなサービスもしています。

クリニック付き介護老人保健施設「縄文の里 長瀞倶楽部」が完成しました

――保健・医療と福祉の統合を目指した「在宅医療センター」は、今回伺ったら、「縄文の里 長瀞倶楽部」という立派な老健施設ができておりました。「長瀞」という場所を選ばれた理由は何でしょうか。

横山　長瀞は東京から一時間圏内で、しかも関東地方の人にだったら熱海と同じように、どこにあるのかという説明をしないでも済みます。また、いままで東京で仕事をしてきているので、東京のスタッフや患者さんに「横山先生に見捨てられた」と思われるのは避けたかったので、一時間以内の場所だったら許していただけるだろうと思ったわけです。

――老健施設を優先したわけですね。

横山　母が認知症になって、グループホーム、介護施設、有料老人ホームを利用した経験のなかで、老健施設というのが母が一番幸せそうにしていたのです。その上、風光明美な場所であること……。ぼくは新潟の糸魚川の山奥で生まれていまして、母も若いとき、そこで暮らしましたので、その景色にもっとも近く、かつ東京から近い所がこの荒川の流れる長瀞だったのです。

――土地のニーズはありましたか。

横山　ここの大沢芳夫町長が神田までいらして、「人口八、二〇〇人に対して開業医が二人しかいないし、入院施設はないのでぜひ来て欲しい。ただし、町は貧乏なので助成金は一円も出せない。こんな図々しいお願いをしていいですか」と言われたのです。ぼくは、「一銭も出していただかなくて結構です。お金が目当て

日帰り手術のスケジュールのイメージ

手術当日まで

1. 外来受付　→　受診・検査
2. 外来再診　→　医師の診断
3. 手術承認　→　手術日の取り決め

手術当日

4. 手術　→　入院手術前検査，麻酔の前処置
麻酔，手術
5. 退院　→　回復まで休養，執刀医の回診
退院指導
（退院不可能の場合は入院）

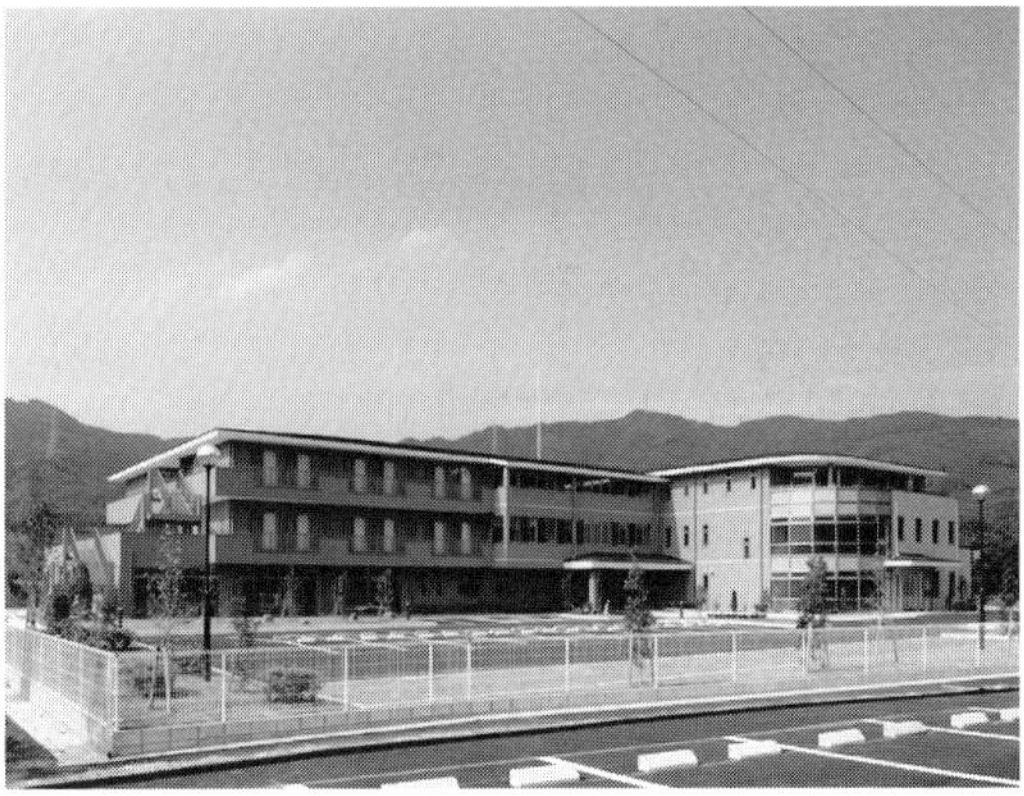

縄文の里 長瀞倶楽部・長瀞医新クリニック全景

で動く人間ではないので」と言いました。そして、町長が七人の地権者さんを説得してくれて、ここに施設ができたのです。ですから、町長さんに頼まれなかったらもう少し悩んでいたと思うのですが、頼まれてできることはする、損得勘定抜きで、頑張ればなんとかなる――。そういうことで動いたわけです。

――ここは老健施設にクリニックが付いているという、皆が願っていたことが実現しています。この二つはどういう関係になるのですか。

横山　通常は介護と医療の施設は別々につくらなければいけないのですが、先ほどの話にあったように、国からも県からも町からもビタ一文いただかないから好き勝手な構造をつくれるのです。その上、母を入所させるということは、最期に看取るところまで用意しなかったら何のためか分かりません。最期に救急車に乗せてほかの病院で看取るということは絶対したくなかったので、これは理想郷だという信念ですね。

――二つ施設がくっついているのですか。

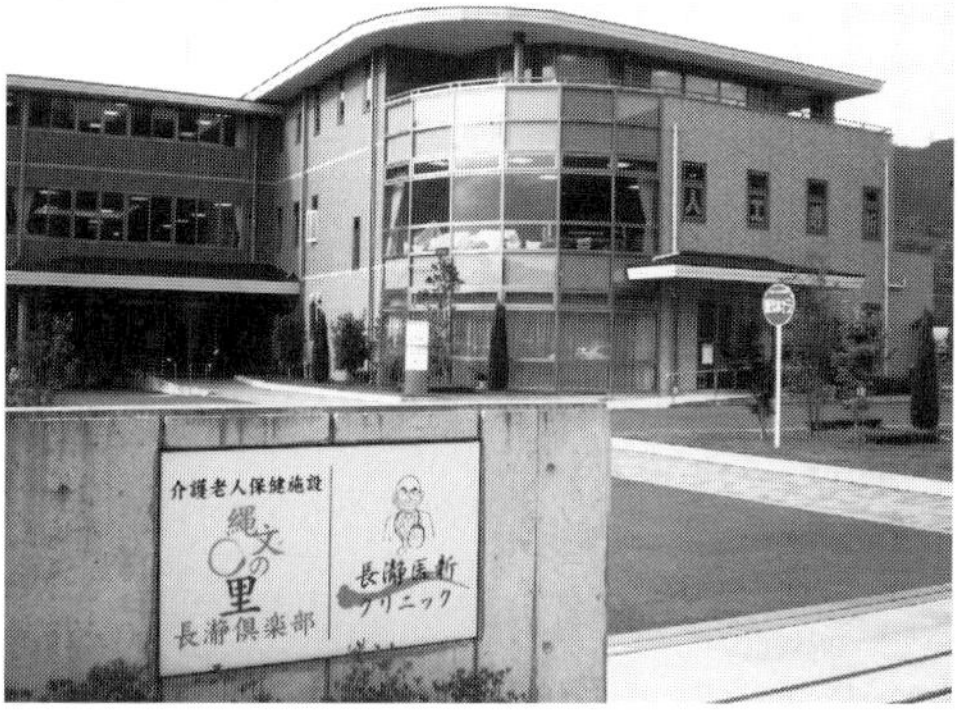

縄文の里 長瀞倶楽部·長瀞医新クリニック

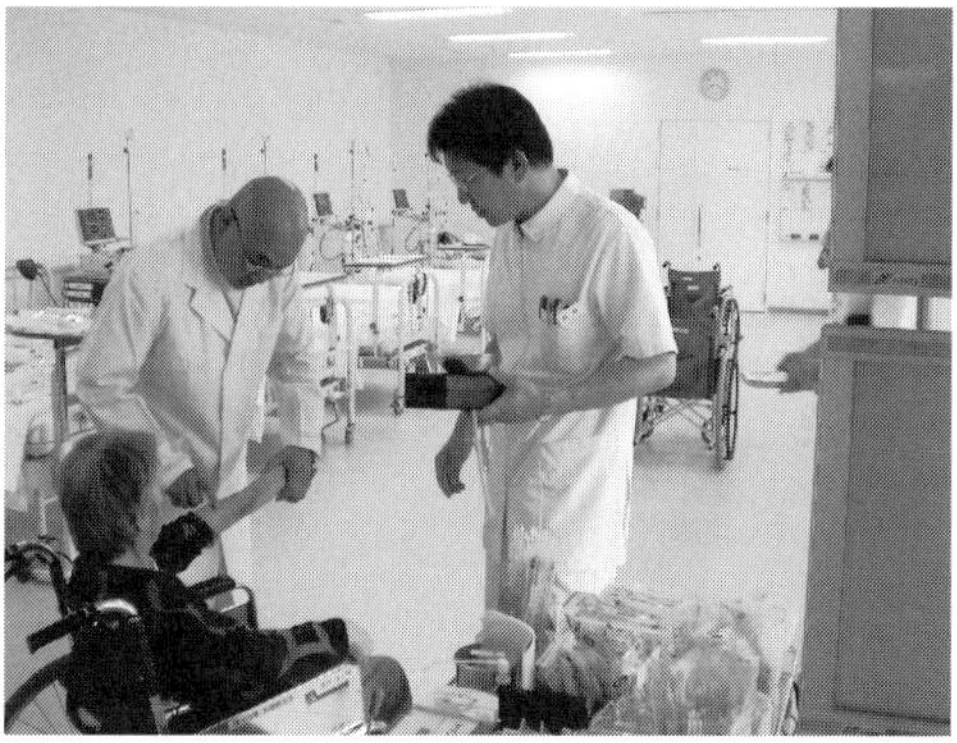

回診する横山理事長

横山　老健施設は老健施設、クリニックはクリニックと別になっていて、それが壁を隔てて廊下でつながっているという形になっています。理想はこうだと思うんです。ですから、国がこういうものを推し進めていけば、具合が悪いといっては救急車であちこち運ばれて、治るとまたもとの施設に戻るということは絶対起こらない。

――採算に乗る見込みがありましたか。

横山　これを建てる時に、福祉医療機構に相談したら、「絶対失敗するからやめろ、なんでそんな馬鹿なことをするんだ」と言われました。その時、ぼくはうそぶいて「自分は有名だから全国から患者さんを集めてみせます」と。これはハッタリですけど……。

でも、口に出したら人はやりますよね。四割くらいは失敗の確率はあると思いますが、ぼくは死にもの狂いで一所懸命にやったら絶対失敗はない、という確信は持っています。でももう還暦を迎えたので、そろそろある程度見込みがあったらホラ吹くように変えようかなと考えています。

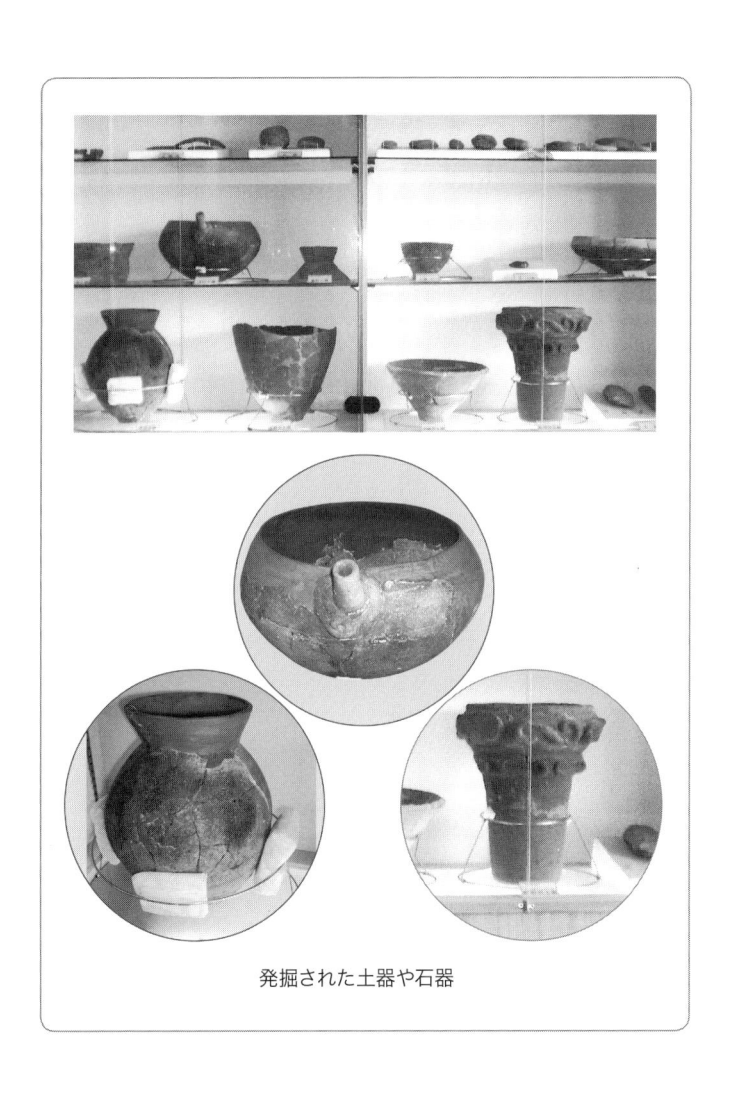

発掘された土器や石器

――「縄文の里 長瀞倶楽部」という名前ですが、何か謂《いわ》れがあったんですか。

横山　ここは二、二〇〇坪あって、建て坪は五〇〇坪、周辺は自然公園法によって発掘義務があるのです。大沢町長は、「ここは発掘しても絶対何も出ない」と言われたのですが、四カ所試掘したら全部から土器が出て、そのうえ住居跡が発掘されたんです。それで工期は遅れたんですが、岩盤で地震にも強いし、せっかく住居跡まで発掘されたのだから「縄文の里」と付けようということになったんです。

「歯科クリニック」の狙いは何ですか

――一〇年前の医新会の組織図と現在を比べてみると、予定になかった歯科クリニックが加わっていますね。

横山　知人が「東京八重洲会」という医療法人をやっていたのが倒産しまして、眼科と耳鼻科は引き取り手があったのですが、歯科は引き取り手がなくてぼくが相談されました。ぼくは人から頼まれると断れないという遺伝子があって。で

医療法人社団 医新会グループのイメージ
（設立 1993年）

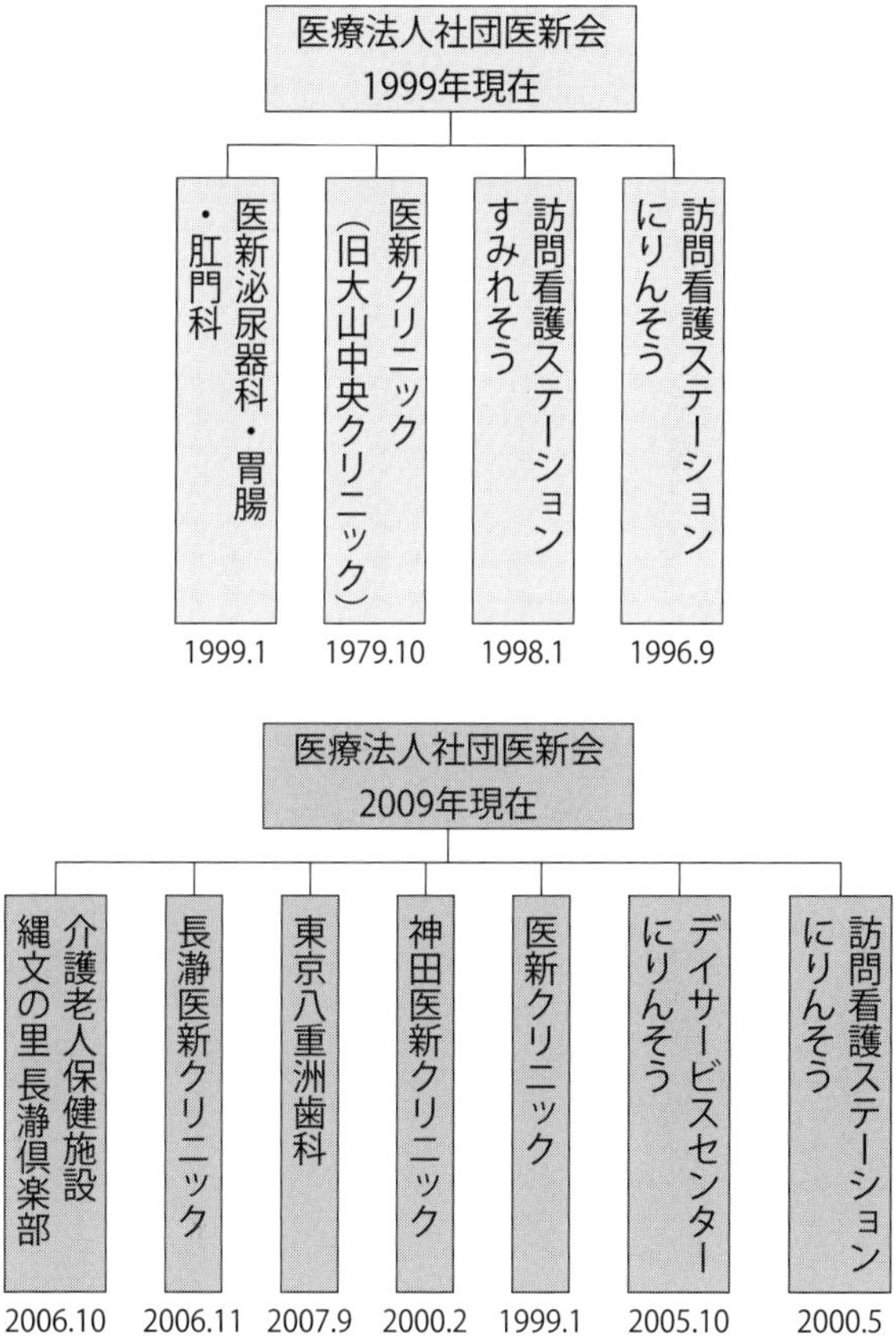
医療法人社団医新会
1999年現在
医新泌尿器科・胃腸・肛門科
1999.1
医新クリニック（旧大山中央クリニック）
1979.10
訪問看護ステーションすみれそう
1998.1
訪問看護ステーションにりんそう
1996.9
医療法人社団医新会
2009年現在
介護老人保健施設 縄文の里 長瀞倶楽部
2006.10
長瀞医新クリニック
2006.11
東京八重洲歯科
2007.9
神田医新クリニック
2000.2
医新クリニック
1999.1
デイサービスセンターにりんそう
2005.10
訪問看護ステーションにりんそう
2000.5

も、最初は断ろうと思っていったのですが、七名の女性職員の顔を見たら、たとえは悪いのですが、保健所で次の飼い主を待っている迷い犬に見えてしまったのです。それで、「わたしでよければ任せてください」と言ってしまった。これは情が絡んでいけないこととは思うんですが、いま何とか動いています。

――グループとしてのメリットがありますか。

横山　この歯科は自費診療なのですが、医療保険と介護保険と自費診療というのはわたしが考えているこれからの医療経営の骨格なので、ここでノウハウを研究させてもらおうかなと。そういうパイロット・スタディ的な意味もあります。

訪問看護ステーションの統合に理由がありますか

――一〇年前には二つあった訪問看護ステーションが合併して一つになりましたね。どういういきさつでしょうか。

横山　ぼくのところとは別の組織ですが、六人のドクターで在宅医療するチーム

訪問看護ステーション数の推移

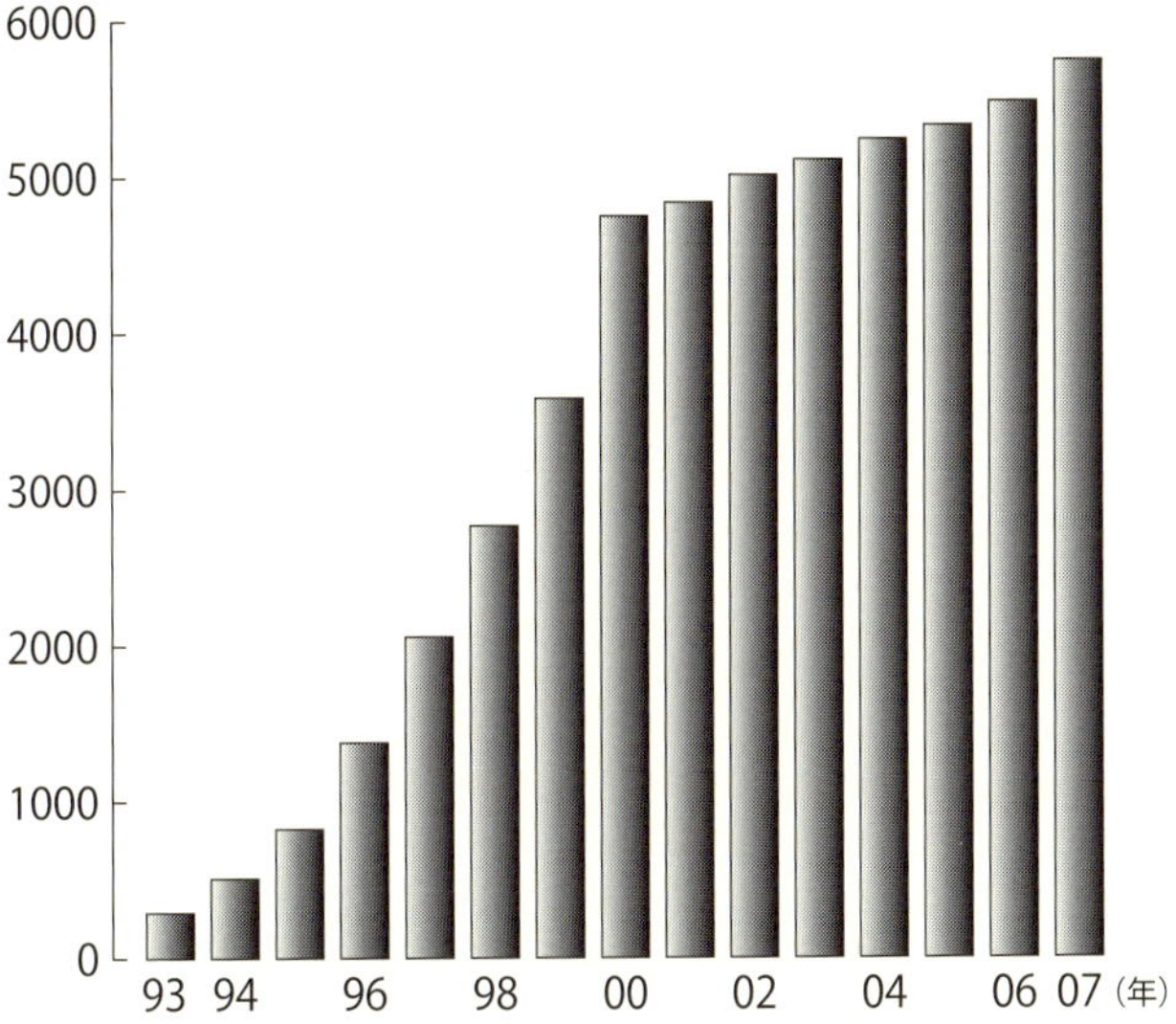

・訪問看護ステーションは制度が始まった翌年の1993年に277ヵ所、1998年に2756ヵ所、2006年に5470ヵ所と増えている。
・毎年約3万人の看護職員が、1ヵ月に約28万人の利用者に訪問看護サービスを提供している。（厚生労働省の資料から）

が成長してかなり重症の肺がんの方とかも診られるし、年間四〇名ほどの看取りをできるようになったので、重症の患者さんはそちらのグループでと役割分担しました。当方はデイサービスも始めたので、訪問看護ステーションとセットで有効な組み合わせになっています。

――訪問看護の場合、従来は比較的軽症の患者さんとか高齢者が多かったと思いますが、いまは、たとえば小児科でＮＩＣＵ（新生児特定集中治療室）から出て家庭に戻った子どもさんとか、パーキンソン病や胃瘻《いろう》の人など、非常に医療ニーズの高い患者さんが増えていると思います。こうした、高度な医療技術を駆使する訪問看護ステーションの必要性が高まってきているのに、「なぜ」と思いますが……。

横山　透析をやっていることと、都立老人医療センターがそばにありますので、訪問看護ステーションの役割としては腎機能の悪い患者さんを一手に引き受けています。ですから、うちの訪問看護ステーションの個性としては、腎臓の悪い高齢の方で「透析にならないように管理する」ということがあり、それが得意とするところです。
先ほどの別のグループは、在宅酸素療法の患者さんとか、肺がんの末期の患者さんとかが多いので、役割分担をきちんとしたほうがそれぞれの個性を発揮できると思いました。しかしこれは板橋の話で、長瀞のような田舎では頼まれたら全部引き受けなくてはいけないと思っています。

――看護師は法律で「療養上の世話」と「診療の補助」が仕事だとされています。この「診療の補助」という表現は「医師の診療の補助」ではなく、医師の診療、つまり治療や処置を受けられるように、「患者を補助」すると考えるべきではないでしょうか。そうすると、医師と看護師は上下関係ではなく、対等の協力関係だという姿が見えてきます。医師は薬や手術という手段で患者の生命を守り、看護師は食事や排泄といった生命の維持に欠かせない日常生活や心の動きをケアしながら、患者の生命を守っているんじゃないでしょうか。

横山　アンテナをいっぱい持って、どの看護師さんも患者さんの情報をぼくに気兼ねなく話せるという環境をつくると、たくさん情報が集まる。その情報を持って診察をすると答えが非常に早く見つかる。だからぼくが立てているアンテナは看護師さんなしでは機能しない。看護師さんとは対等か、それ以上だと思います。ほかの職業にたとえるならば、ぼくが刑事で看護師さんはお巡りさんですね。お巡りさんが回って得た情報なしで刑事が全部自分でやるわけにはいかない。役割分担して、お互いに協力し合うことで患者さんにとってもいい結論、いい治療ができやすいですね。

課題として残ったマンパワー育成の学校はどうしますか

――マンパワーを育成する学校を創りたいという夢は、いまどの段階ですか。

横山　医新会の職員が、二〇〇九年十月までで二〇〇人になるので、その中から核になる人間を育てていかないといけないと考えます。

チャンスがあればいつでも乗り出しますが、いまは学校運営のノウハウがないので、その時に核になって働ける人間を教育しないといけない。それには自分で判断・行動できる自立した人間を育てていかなくてはならない。患者さんを第一に考える、仕事を通じて感謝の気持ちを自分の中に育成できる、そして自立している、ということがマンパワー育成で大事だと思います。

――具体的にはどうしていますか。

横山　実はいま、一三〇人弱のスタッフ、七人の医者のいるある町立病院の運営管理者として再建に携わっています。院長には交代してもらい、事務長も民間からきてもらいました。ぼくは木曜の夜の救急の当直を担当していて、月曜の午前中と金曜日の全日、そちらに行って外来を手伝っています。

教育というのは、自分の行動を見せないと相手が変わろうとしない。大変な仕事を引き受けて、中に入って黙々と自分の仕事をやって一年以上経つのですが、職員の意識がだいぶ変わってきています。

――「訪問看護ステーション　にりんそう」を訪ねましたら、一〇年前にお会いした事務の人がいました。「神田医新クリニック」の鈴木直文事務長も長いですね。辞める人は少ないんですか。

横山　辞めないですね。経営者としては辞めて欲しいですが……。というのは、医新会で育ったなら、引き抜きがあるくらいなのが本物だと思うのです。組織の人間同士の信頼が厚いので辞めないのでしょう。ぼくは濃厚な人間関係を作るほうではないですし、「区別すれども差別せず」が人生訓なので……。

——二〇〇人の職員がいるのに辞める人が少ないというのは、そこに共通する理念とか理想のようなものがあるのではないかと思うのですが。

横山　職員からは、「先生、身体を壊さないでください」「そんなに頑張らないでください」と言われています。人一倍どころか何倍も余計なことをしていますから、それを見ると自分たちはそこまで到達してないと感じていると思う。でも、やればできるというのを見ているのでポジティブに考えるようになりますから、そういうことが皆がついてくることにつながっているのかな。「頭は禿鷹《はげたか》でも心は狼《おおかみ》だ」とよく言うんですが、先頭を走っている狼のイメージがあるんでしょうね。それが、ついてきやすくしている。

――厳しいけど優しいのですね。

横山　責任を追及するというのは、よほどヘマをしない限りしませんから……。看護師さんが間違っても、全責任はぼくが負いますし、謝るのはまずぼくが最初にします。だから訴訟もなしに今まで来たのだと思います。暖かい、話せば分かる、時々ものすごく怖いというのは伝わっているけれど、最後はかばってくれるというのも分かっている。

――怒ることはないんですか。

横山　怒る時は本気で怒ります。仕事を通じて、いい加減な人生観で生きていることに関しては怒りますね。父親が教育者でしたから、「教育」というイメージで接している。根本は人が好きだから、他人がいくらダメと言っても、「もう少し見ててやれ」と、その人にしかできないことがあるはずだと考えてしまう。そういう人は目立たないところで「縁の下の力持ち」として残っていますね。

「第六の夢」――再生医療に挑戦します

――職員は、一〇年前が一〇〇人、いま二〇〇人となっています。これからの構想を伺っていると、まだ大きくなると思うのです。いままでは、一から種をまいて育てるという方向でやってこれたと思うのですが、横山さんも還暦を迎えてゆっくりもしていられない。志を同じくする他のグループとのM&A（合併・買収）も考えていかなければならないと思うのですが、どうお考えですか。

横山　ぼくはムダな動きをたくさんしてきているのですが、その結果として二〇年前に付き合っていた人が再生医療チームを紹介してくれました。それで韓国や中国へ行って、実際に治療している現場を見てきました。これからは再生医療ですね。これをやれば人は集まってきます。こちらから探す必要はない。

二〇〇九年十月に、幹細胞のバンキングができる施設を長瀞につくって、東京で培養センターを実現します。再生医療をやりたい医者に細胞を提供する。これは医療半分、実業半分となりますが、医療が変わる可能性があります。先ほど言ったように、血液透析にならない治療、肝硬変にならない治療にもなり、医療費の削減にもなります。

――気になるのでもう一度お聞きしたいのですが、六つ目の夢として「再生医療」をやろうとしたのはどういうことですか。これは凄《すご》いことですね。韓国はどんな様子ですか。

横山　二〇年前に飲み友だちだった人からの話で、ある会社の社長が自分のところの特許を韓国の会社に譲って、そのバーターとして韓国の細胞の培養技術を受けたのですが、その社長は研究者なので「一度、会ってみてくれないか」と言われたのです。それで会って「どんなことを研究しているのか」と聞くと、ハツカネズミの足を切って、お腹の細胞を培養して、その細胞を切った足に注射すると足が伸びてきて、指までできると言うのです。「そんなバカな」と思って、実際、ソウルの研究所に見に行くと、本当に足が生えている。幹細胞の培養を一日目、二日目、三日目とフラスコで見てみると、間違いなく本物の細胞なんです。

――信じられないような話ですね。

横山　ぼくは三十四年前にリンパ球の培養をやっていました。別の実験で、皮膚組織の培養をやって、うまくいかないと線維芽細胞ばかりになるというのはよく見ていた。それで細胞の形を見ると見事にアメーバ状になって培養できていたので、「臨床実験はやっているの?」と聞きました。そしたらソウルのあるクリニックに案内してくれたんです。そこではお腹から脂肪を吸引し、脂肪細胞を採取して十四日間培養後、火傷《やけど》した女の子の顔に火傷した皮膚を取らずにその幹細胞の幼弱細胞を注射した。その三カ月間の前と後の写真を見ました。本人に会っても火傷したなんて分からないです。彼女は、「自分が外にも出られなかったのに、こんなに良くなって幸せだから悩んでいる人を救いたい」と、その会社のカウンセラーをやっています。

――中国はどうですか。

横山　中国では細胞を五〇〇〇万個とか二億個くらいを一時間かけて点滴していました。韓国では医師法がなくて、薬事法に縛られるので顔の治療は許されるのだけど、他の部分の治療はできない。そこで国外の中国・吉林省でやっているわけです。北京にも同じように治療をしている病院があるけど、そこはアメリカと合同でやっているのですべてクローズです。吉林省の病院は韓国の直営です。本来は門外不出なのですが、ぼくがあまりにも熱心なので、見てもいいということになった。ぼくの息子が上海の医学部を出ているので、彼を通訳として連れて行って、全部そこで情報を得ました。

——韓国は黄教授のヒト胚性幹細胞ねつ造事件が起きましたが、技術的には進んでいるんですね。

横山　黄教授と敵対していたグループが会社を興《おこ》して今回の研究をしています。ぼくはアンチエイジングの学会の評議委員をやっていますので、日本で講演してくださいと言ったら、来てくれたのです。そういういきさつもあって、日本でも技術的にはできていて、バンキングだけが決まってなかったのですが、ここ長瀞は秩父古生層なので地震にも強いので長瀞につくります。だいたい三億円かけて、今年、二〇〇九年十月に着工します。

――それは医新会グループの仕事ですか。

横山　約一〇年前より「天然物医科学研究財団」という財団の会長をしていますが、以前から、研究テーマをどうしようかと思っていました。本人から採った細胞を本人に戻すのだから、最高の天然物です。この財団をしっかり生きた財団に育てていきたい。日本の医療の中でこんなことをするのは自分だけと思うし、厚労省を敵に回すかもしれない。だから医新会を離れて、一人でやるべきなのかなとも思います。リスクがあるからやらないのではなくて、患者さんが救われればそれでいい。いままでもそうやって生きてきましたから……。

――久しぶりに「夢を売る男」に戻りましたね。

横山　逆にぼくの化けの皮をはがして欲しいですね。ただのホラ吹きで終わるかもしれないし、空想の世界に生きていくだろうし、ピカソみたいに八十歳過ぎて十八歳の娘に恋をするかもしれないし、それがぼくなのだと自分では思っているけれど、実はものすごく違う自分が潜んでいるような気がしている。それと、今は自分で自分自身のお腹の脂肪を吸引し、幹細胞を培養して、自分に点滴して、一〇年ぐらい若返ろうと企んでいます。それはとても活き活きした自分を感じますね。

――「ホラ吹き男爵」で終わらないで欲しいですね。

横山 パーキンソン病の患者さんが、その治療をやるんだったら「第一号にわたしを指名して」と言ってくれている。「死んでも知らねえぞ、ジェンナーの娘か華岡青洲の妻のようになっても知らねえぞ」と言うと、「先生のためならいのちの一つや二つ大丈夫よ」と言っています。いま三人名乗りを上げてくれています。幹細胞治療第一号患者の左半身不随の六十七歳男性のKさんは、ハミガキの時、左手でチューブを押し出し、右手のハブラシに載ったネリハミガキをみながら、感動してくれたんですよ。それも点滴した当日だったたんでビックリしました。

――横山さんは二〇〇人の職員を抱えて生活の面倒をみなくてはならないのに、なおかつ夢を追いかけているというのは素敵ですね。

横山　二〇年前、一緒にブランデー飲んでた飲み仲間が、ぼくのことを思い出してくれたというのはすごい。それは嬉しかったですね。彼は不動産屋さんだし医療とは無縁の人だから、変な電話をよこした時には、「また、だまくらかす話を持ってきたか」と思いました。それで確かめに行ったわけです。「男の更年期」の研究を始めた時には何もなかったので、スウェーデンまで行きましたから……。現地主義なんです。ぼくはちょっと刑事《デカ》みたいなところがあるんですよ。ただ社会の動きに関しては、いい勘《かん》をもって生きているんだと思います。

——おおいに期待しています。もし生きていたら、一〇年後にその成果を聞きたいもんです。

後継者の育成とバトンタッチのタイミングはどうしますか

——「タワケ」という言葉があります。尾張地方の言葉で「馬鹿」という意味です。親からもらった田圃《たんぼ》を兄弟で平等に分けたら、全員が食っていけなくなったという寓話です。後継問題というのはしっかりしたリーダーを立てていかないと、こういう「タワケ」のようなことになりかねない。後継者を育てることが創業者の最大の仕事だと言われます。どう考えていますか。

横山　その答えは自分の中で用意できてないのですが、ぼくの人生観として好きな話があります。中国のある皇帝が達磨《だるま》大師に、「自分はあなたのためにこれだけ禅寺も建て、世の中に貢献したと思うが、あなたは私をどう評価するか」と聞くと、達磨大師はひと言、「不識」と答えた——。これがぼくの頭の中に強く残っている。つまり、こうしようと思うよりは、やりたくてうずうずした人間が出るまでは、「不識」でいようと。自分は頑張っているけれど、ほめてもらいたいわけでも、大きくしたいわけでもない。ただひたすら思いのままに仕事を積み重ねて、死んでも誰か一人でも自分を覚えていてくれる人がいれば、という理想郷を築いている。必ず誰かが手を挙げるだろうと……。そこまでは「不識」の精神で行こうと思っています。自分が穏やかでいられるし、守りに入らないでいられる。

——世襲は考えませんか。

横山　身内に引き継ぐという発想はまったくないです。それを思ったら、横山博美は終わりでしょう。

――定年制を生み出したのは十九世紀のドイツの宰相ビスマルクで、政敵を「年齢」という名分で追い出すことだったらしいです。年齢定年はどう思いますか。

横山　ぼく自身は開業以来、一二年周期でいいタイミングがめぐってくるんですね。それでいくと、六十七歳でピークになって退けそうなんです。よれよれになってから引退では迷惑だろうと思うので、一応、拡大路線は六十七歳までで、それから先は「不識」の精神で、手を挙げて頑張りたい人が出れば任せようと思います。でも、死ぬまで聴診器は持っていたいですね。「来ていただければありがたい」と言われる離島でも、どこでも行って、そこでいのちを落とすのもいいですね。

――施設を拝見して、「縄文の里 長瀞倶楽部」は広々していて、清潔で、もっとも現代的な施設だと思うのですが、他の施設は若干手狭《てぜま》かなという気がします。

横山　投資額を坪効率と働いている人数で割っていくと、都会だと結局手狭になってしまう。全部持ちビルですから家賃はないのですが、修理をしなくてはならないということもあって、稼ぎ高が職員の待遇にも結びつくことにもなります。患者さんへのサービスというのは診療の中身、ドクターやコメディカルの対応であると思っていますので、そこはできるだけ厚くしたい。空間を広くして、患者さんへのサービスをするというのは東京では大変です。いまは先行投資に向けていますが、建て替え時期というのは必ず来ますから、その時が勝負だと思います。

――借金ですか。

横山　ぼくは借金は怖くないです。貸した人が半分悪いと思っていますから。半分は自分が頑張ってやりますけど、もしうまくいかなかったら銀行が人を見る目がなかったと……。「医新会にではなくて、ぼくに投資してください」と言っています。

自由人として記憶に残る医者でありたい

――徳洲会の徳田虎雄さんは医療を良くするためには政治に行かなければと言って国会に入りましたが、そういう考えはありますか。

横山　政治にはまったく興味はない。ぼくは自由人として一生を遂げたいので、どこかに所属すると、その立場でものを言うようになる。医新会がぼくを束縛するようになれば、医新会を辞めます。要するに、記憶に残る医者でありたいのです。

――長瀞では、どんな生活をしていますか。

横山　ここの最高のぜいたくは、採れたての野菜が食べられること。自分でもブロッコリー、キャベツ、大根、インゲン、イチゴを作っています。高校時代に生物学が好きで、生物から学ぶというのは基本概念なんです。植物は最初に生えたものは実のなりが遅くて、三番手に成長したもののほうが実が良くつく。そこに何か人生に重なるものを見ながら育てています。植物はいいですよ。いまイタリアの野菜のルッコラをゴマ風味でいただいています。こうした生活は日本人がいま、もっとも求めていることではないでしょうか。朝、キジの〝ケンケン〟と鳴く声を聞きながら手入れをしています。

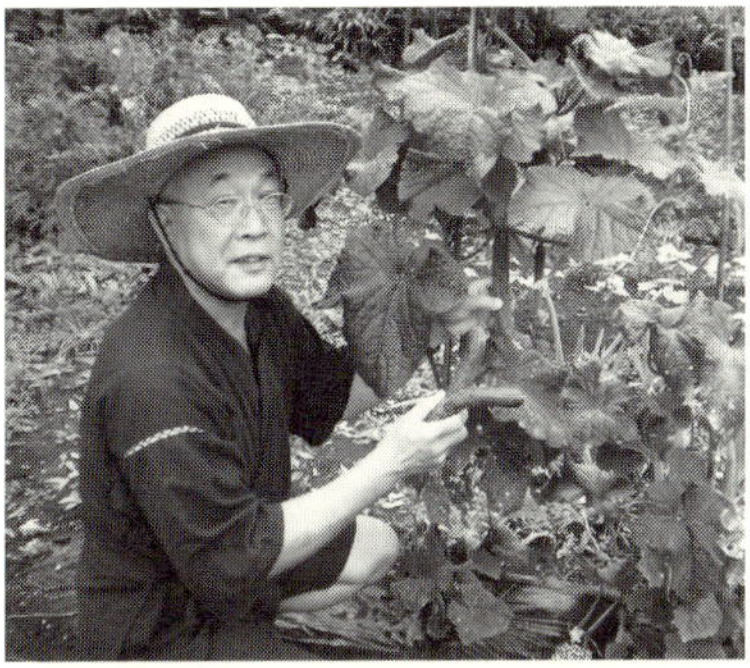

採れたてキュウリは最高のぜいたく

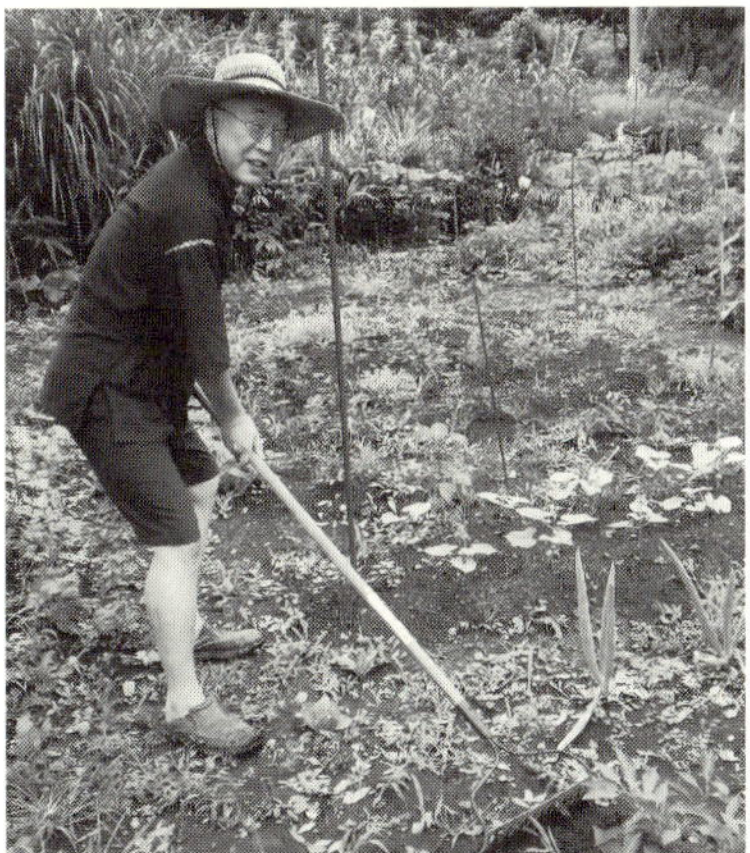

畑の手入れに精を出す横山理事長

医療法人社団　医新会の歩み

1979年	「大山中央クリニック」開設
1991年	新ビル完成 移転「大山クリニック」に名称変更
1993年	医療法人「医新会」設立
1996年	「訪問看護ステーション にりんそう」開設
1998年	「訪問看護ステーション すみれそう」開設
1999年	「医新泌尿器科・胃腸・肛門科」開設（旧名称「医新泌尿器科クリニック」）
2000年	「神田医新クリニック」開設（旧名称「医新会泌尿器科」） 「訪問看護ステーション にりんそう」「同すみれそう」統合
2005年	「デイサービスセンター にりんそう」開設 「訪問看護ステーション にりんそう」移転
2006年	「介護老人保健施設 縄文の里 長瀞倶楽部」開設 「長瀞医新クリニック」開設
2007年	「東京八重洲歯科」開設

医療法人社団 医新会 医療・介護施設の業務内容

施設名	業務内容
神田医新クリニック	泌尿器科 ・**前立腺肥大高温度療法** ・**男性更年期外来** ・**ED外来** ・**尿失禁外来** 胃腸・肛門科 ・**内痔核硬化療法** ・**鼠径ヘルニア一泊手術** 内科・外科 統合医療 ・**サプリメント外来** ・**油針治療** ・**漢方** 前立腺センター 各種検診・各種検査 （CT・内視鏡など） 入院病床（4床）
医新クリニック	内科・外科 消化器科 循環器科 整形外科 専門外来 ・**乳腺外来** ・**内痔核硬化療法** ・**消化器外来** ・**男性更年期** ・**漢方外来** 泌尿器科 肛門科 皮膚科 形成外科 性病科 特殊ドック・検診 ・**脳ドック** ・**骨ドック** ・**動脈硬化検査** 人工透析（送迎あり） 企業健診・一般健診
長瀞医新クリニック	内科・外科 皮膚科 消化器科 肛門科 専門外来 ・**男性更年期** ・**漢方外来** 泌尿器科 人工透析（送迎あり） リハビリテーション科 企業健診・一般健診 入院病床（19床）
縄文の里 長瀞倶楽部	介護ケア・リハビリテーション ・**入所（81床）** ・**ショートステイ（短期入所）** ・**デイサービス（通所介護）（20名）** **医師の指示に基づく内容**
訪問看護ステーション にりんそう	1 医療保険に基づく訪問看護 2 介護保険に基づく訪問看護
デイサービスセンター にりんそう	通所介護（12名）
東京八重洲歯科	自由診療、完全予約制

第三部

これからの保健・医療と福祉・介護

［対話］　横山博美×乾　成夫

外来だけでよいのか「かかりつけ家庭医」の役割

開業医の守備範囲と役割の線引きはどのへんでしょう

乾　現在の日本の医療制度は二十世紀初めの感染症が主流の時代に設計されたものです。その時代には極めて有効に役立ったものだと思います。そのために全国各地に診療所が発展して、いまの開業医制度ができたんだと思います。しかし、二十一世紀は生活習慣病といわれる慢性疾患が大部分を占めています。それに合わせた制度に設計し直さないと困ると思うのですが……。

横山　死亡率の上位は、がん、心臓病、脳卒中と肺炎となっています。この中で開業医である自分が果たす役割というのは、「検診事業」と「生活習慣病の予防」だと思います。生活習慣病の予防のためには栄養学ということを患者さんにある程度指導できなくてはいけない。開業すると数字を目標にしがちで、ある程度薬を出して毎月採血するという「ビル診療」が横行する。

乾　その栄養指導のできる医師が少ないですね。

横山　勉強して指導に従って自分のからだを守りたいという患者さんと、医者まかせで酒は飲みたい、薬は飲んでも禁止されたことを守れないという患者さんに分けられる。子どもでいうと、勉強が嫌いな子どもに勉強を教えるのは非常に大変ですね。勉強の好きな子どもには「指導」ということを強化してあげる、勉強の嫌いな子どもは一つでもほめてやるとその気になるので、勉強が好きな子どもにもっていくという患者教育のシステムを作らないといけないと思う。それには叱《しか》り上手で、おだて上手な医者であり続けたい。

乾　患者指導の前にコミュニケーションというわけですね。

横山　ある患者さんで、食道静脈瘤があって、肝硬変になって、胃から出血して、ひどい貧血になって、医者が投げてしまった。ぼくの所へ来たので、「東京ドーム一杯くらい酒飲んだろうからもういいんじゃないの」と言うと、「酒やめたらおれ、良くなるんかい」と聞く。「それだったらやめるかい」と聞くと、「やめる」と言うんですね。

「じゃあ、一カ月だけ酒やめてくれ。それで二週間おきに検査しよう。もし、約束破ったら、おれは君がいつ血を吐くかわかんないので、心配で眠れないんだよ。そこまで心配してくれた医者がいたかね。飲みたくなったら、あの先生は眠れないかもしれないと言っていたのを忘れるなよ」と言った。

そしたら四週間、ピタッと止めました。肝機能がバーと良くなった。「先生ずるいよ、ああ言われちゃあな」と言っていました。

乾　十把一絡《じっぱひとから》げや画一的ではいけないんだ。

横山　これはテクニックじゃないです。本当にぼくは君のことを心配しているんだ、ということをちゃんと伝える。これは相手を見なくてはできない。患者さんがどう受け取ってくれるか、顔色見ながらどういうふうに話したらこの患者さんが少しでもやる気になってくれるか——。これがきちんとできたら医者冥利《みょうり》に尽きます。

乾　でも、その気持ちの通じない人もいるでしょう。

横山　医者の言うことを聞かない人に、どういうふうにやるかが勝負どころですね。勤務医はそこまで努力する必要はないんです。ぼくは働かされている人間ではなく、好きで乗り込んでいっている人間なので、余計なお世話を焼くわけです。予防は大事ですが、相手を見て対応しないとむずかしいですね。

乾　開業医が、外来で患者を待って診療していればいい時代は、もう終わったんではないですか。

横山　患者と一対一で、昼休みなしで午後四時までしゃべり続けて診られる人数は七〇人で、これは超えられないです。日本人は医者を人間で選ぶ、名声で選ぶでしょう。本当の良医、親切な医者を早く見つけることが大事ですね。

乾　勤め人が自宅に帰ると、そこの診療所はすでに診療時間は終わっているので、昼間会社の近くの診療所に行きます。すると、生活習慣病まで指導できるのかという問題です。

横山　医者の考えにもよりますが、患者さんは自分に都合のよい医者を探し回りますから、選ぶ権利は患者サイドにある。薬だけ取りに来る患者さんは公立病院でもいます。ぼくはダメだと言っています。顔を見せなさいと……。地方ではきちんとやろうと思えばできます。ほかに選ぶ所がないから……。でも都会ではこのへんはあいまいになっているかも知れません。患者さんはうるさく言われたら、よそへ行きますから。

乾　長い間、開業医は六万人と記憶していたのですが、ここ数年は九万人台と言われています。これはどういう傾向なのでしょうか。

横山　小泉改革で病院の経営が厳しくなったので、働きの悪い先生をリストラした。それで開業医が増えた。だから成功率は悪いはずです。ぼくは三十歳で開業しましたけど、大馬鹿者と言われました。東大病院で働いている時に国際癌学会まで行けたので、もうこれ以上はないし、徳洲会の徳田虎雄さんの医療改革華々しいころでしたので、「俺も虎雄になるのだ」というくらいの気持ちで、エネルギーがあって開業しました。いま、エネルギー持って開業するというのは稀《まれ》なケースだと思います。

かかりつけ家庭医の条件とは何でしょう

乾　「かかりつけ医」という呼称は、必ずしも「家庭の主治医」の印象を与えませんね。やっぱり「家庭医」とか「ホームドクター」と呼ぶほうが、役割をはっきり表現していると思います。

横山　アメリカの家庭医の教育システムを日本に持ち込めば、それで解決することだだと思います。日本人は専門医でなくてはいけないような考えを持っている。何でも診る医者を「町医者」と愚弄《ぐろう》するでしょう。開業医の中にはプライドもあるし、いい仕事をする医者もいますし、一般医としてどんな相談も受けられる医者もいます。ぼくは三〇年もやっていますから、骨折の患者も来ますし、赤ちゃんから、ポリオ・麻疹・インフルエンザの予防接種から、町の仕事は全部引き受けています。

乾　栄養学が分からなければ、いまの慢性疾患を治療する家庭医にはなれないと思います。家庭医の条件としては、それに加えて心の問題が分かること、つまり心療内科の能力があることと、リハビリテーションに対する理解があることです。中年には「メタボ」（内臓脂肪症候群）になる、老年には「ロコモ」（運動器症候群）になるという時代なので、こうした条件を備えていることが家庭医に必要な条件ではないですか。

横山　ぼくは男性更年期外来をやって、メンタルのことはうつの薬から、不安神経症（不安障害）の薬から、不眠の薬から、そういう薬をみな持ち込んで来て、その結果を見ています。ですから、向精神薬については玄人《くろうと》はだしのところがあります。うつはすぐに見抜けますし、軽いうつのうちに治すことはできます。

乾　そりゃ、理想的な姿です。

横山　赤ちゃんからお年寄りまで、よそへ紹介状を書くことはめったにしません。リハビリもやっていますし、脳梗塞の初期は早く見つけると入院しないで治せます。そういった点での「見立て」ですね。早いうちにパッと見て、いつもと様子が違うなと分かる医者でありたいですね。

乾　究極の家庭医ですね。

横山　それと武器を持ってないとできない。ビル診療でCT（コンピュータ断層撮影法）もなくて慢性疾患診てて、合併症が出た時に紹介状だけ書くということはぼくにはできないですね。入口のところで食い止めて、大事に至らなくて良かったですね、というところまでは保証したいです。

乾　開業医が地域の基幹病院の夜勤を交替で受け持つとか、救急外来を手伝うとか、そういう「応援診療」の発想があってもいいのではありませんか。

横山　開業医は救急車の来るところには行かないと思います。まず、怖いですから……。それとお金に換算するでしょう。夜はほとんど寝られないで、翌日、自分の診療所で診療しなくてはならない状態となると、まず考えられないです。ぼくは木曜日の夜に二次救急をあえて引き受けて、町立病院でやっていますが、翌日はここで朝から晩まで外来を一人でやります。気合いですね。それと地域が必要としているから……。

乾　そりゃ感謝されるでしょう。

横山　自治医大が派遣医を減らしたときに、手伝おうという医者は皆無で、ぼくが手伝いに入ったら、「あいつは乗っ取る気だ」と言われた。ただぼくの行動を分かる人はいないですね。余計なことをわざわざ苦労を背負ってやってるのだから……。考えてから動く人の発想はネガティブになるのでしょう。ぼくは迷ったら動きます。動きながら考えるとポジティブになります。

コメディカルとのコラボレーションはどこまでできますか

乾　医薬分業がかなり進んで医者が楽になった面はあると思いますが、薬の情報が調剤薬局から戻ってくるというシステムはありますか。

横山　薬剤師さんから、「先生、この処方は本当にこれでいいんですか」と言われるのはありがたいですね、ダブルチェックになりますから。二〇〇八年四月から患者さんは薬手帖を全員持っていますから、他所《よそ》で出された薬の情報がオープンになっていますので、量の問題、薬同士の相性の問題とかは、薬剤師さんにチェックしてもらえます。

乾　訪問看護ステーションとの情報交換はどうしていますか。

横山　開業医で訪問看護を依頼してくれる先生は、訪問看護ステーションの在り方をよく知っているのですが、患者さんか家族が開業医の所へ行って訪問看護ステーションを頼んだケースでは、疎通が悪い。報告書・指示書を出してもらわないと疎通が図れません。対等の関係の制度になっていないのです。

乾　患者さんが訪問看護ステーションに直接お願いに行っても利用できないという現在の制度は、ちょっと理解できないですね。

横山　医者が嫌いな人は訪問看護ステーションを使えないということです。介護認定も医者に行かないと実行してもらえない。

乾　地域医療の話題となると必ずこの問題が出ます。都会では介護を引き受ける施設も不足していますし。

横山　箱ものは遅れているは、サービスも遅れているは、サービスが遅れているのにハードルは高くしている状況で、どうにもならないですね。国が包括支援センターをつくったのだから、ちゃんとケアマネージャーが動いてくれればいいんですけど……。組織はつくっても、それが機能するものになっていない。ぼくの所に来た人はいいですよ。すぐに指示書を書いてファックスで送って、めちゃくちゃ早いです。よくシステム知ってますし、スピードがありますし、訪問看護ステーションは感激してますよ。

乾　ちゃんとやってくれる先生とやらない先生では、罰則とは言いませんが、何らかの区別が必要ではないでしょうか。同じに医師の資格なら、同じに診療報酬が払われるというのは、患者側から見ると納得しがたいですね。電気器具を修理できなかったら代金は請求できないけれど、医療の分野では治療できなくても支払っている。

横山　医者って、社会的に成熟していない人が二割くらいいるのじゃないかな。

ぼくは、この医者にはかかりたくないな、という者もいますからね。

医師不足と偏在をどう解決するか

初期臨床研修は最低二年は必要でしょう

乾　臨床研修医制度が二〇〇四年から始まり、医学部卒業後の二年間の研修が義務化されました。これで少なくともプライマリケア（初期診療）の教育は確立したと思います。しかしその結果、研修医の多くは研修教育に熱心な民間病院を希望して、大学病院に残る人が激減しました。そこで大学病院は人手不足に陥り、地方の病院に派遣している医師を呼び戻しました。地方は医師不足で大混乱です。これは、どこか奇妙ですね。

横山　公立病院で一、二年目の研修医を受け入れて教育していますが、員数合わせのために未熟な医者を世の中に出すというのはまずいと思います。二年間いろいろな科を回ればある程度の知識は得られるし、自信もつくと思う。昔のインターン制度は一年でした。一年でどれだけのことが学べるか疑問です。最低、二年は必要ですね。

乾　医学は科学の部分と、もうひとつ職人の技術の部分がありますから、先輩に仕込まれる時間が不可欠ですね。

横山　研修先が偏っているのが問題なので、公平に幅広くあちこちの病院で研修すれば大丈夫なんです。研修医も勉強になる病院を選びますから、何十人も引き受けている病院と、研修医がなかなか行きたがらない病院と、地域格差がものすごく大きくなっています。これを是正するほうが先だと思いますね。

乾　もうちょっと詳しく言いますと、一九四五年（昭和二十）の敗戦前は、医学校を卒業すると無試験で免許証がもらえました。戦後、米国流のインターン制度が導入されて、卒後一年間は指導医のもとで研修してから国家試験を受けるように変わりました。その後、大学教授が医局を支配して、研修は充分でなく、低賃金で働かされるという批判から七〇年代の医学部闘争が起こり、医局が民主化に向かい、インターン制度から研修医制度に変わりました。しかし、学生の抵抗が激しくて、残念ながら義務化できませんでした。それを二〇〇四年にやっと義

初期臨床研修のイメージ
（2009年）

1年目	2年目
・内科 ・外科 ・救急	・小児科 ・産婦人科 ・精神科 ・地域保健・医療

1）原則として医師国家試験合格後の2年間に7科・部門を順番に回り、先輩医師から指導を受ける。
2）研修期間は内科6ヵ月、その他は1ヵ月以上。

医師の養成過程のイメージ
（2009年）

医学部（6年）
・医師国家試験合格
・コンピュータの組み合わせで研修病院を決定

↓

初期臨床研修（2年）
・1年目（内科、外科、救急）
・2年目（小児科、産婦人科、精神科、地域保健・医療）

↓

後期研修（専門医）（5年）
・基礎プログラム（3年）
・専門プログラム（2年）

務化したという経緯があったんですね。

横山　改善ですよ。

乾　それなのに、また研修医を大学病院に呼び戻すということは、かつての教授の絶大な権力を補強することになりはしないかという批判もあります。地方の医師不足はどうしたらいいでしょうね。

横山　地方の医師不足は研修医制度とは分けて考えています。

乾　研修医は三〇万円程度の月給が保障されるかわりに、夜間当直などのアルバイトは禁止されました。ひとまず安心です。

横山　「地域は地域で守っていく」という姿勢を、地元の医師会が持たなくてはならない。医師会に対して、徹底してどこまで手伝えるのかということを、つまり地域のニーズとそれに対応して参加しましょうと手を挙げる先生を常に調整していかないといけない。ぼくが行っている町立病院は、常勤医師が六人、これで救急車の対応を月六回、九五ベッドで毎日当直医が要るわけです。救急車が来ると二人で当直となる。そうすると、月三六回の当直を六人でやることになる。これはもう無理ですね。

乾　それでは過労死しかねませんね。

横山　それで、町の行政と病院代表が医師会に頼もうと言って、二次救急日以外の当直をお願いして、医師会の先生に手を挙げてもらったら、一〇〇人ぐらいの医師会員の中で一七人が手を挙げた。それで普通の当直を手伝ってもらうことになった。これは大きな変化です。その引き金になったのは、ぼくはもともと他所者《よそもの》なのに二次救急まで手伝ったり、一般診療もやっているということかもしれません。「地元の自分たちが手伝わないわけにはいかない」というわけで、一七人というのはすごいです。秩父は閉鎖的なところという印象だったけど地元を愛する心は、どこでも一緒だということに感動してます。

地方の医師不足は絶対数の不足が原因でしょう

乾　短期的には、地元の開業医が基幹病院を応援診療して補完をするという以外には、地方の医師不足の解決法はないと思いますね。しかし、日本は世界一の長寿国ですから、それだけ医療にかかる機会が増えるわけで、やはり長期的には医師の絶対数を増やす必要がある。

横山　それと、もっと医者を楽しめばいいと思うんですね。イヤイヤやるなら辞めればいい。ぼくだって事業家魂は多少ありますから、医者でなかったらもっと大儲けしていたかもしれない。でも、医者が好きだからこうしていられる。渥美清さんが寅さんやっているのと同じで、横山博美はずーっと医者をやっていたいですからね。

乾　しつこいようですが、医師の不足は医療技術の進歩と高度化に加えて、高齢化による医療ニーズの増加が原因です。それに対応してこなかった政治の責任ですよ。

「チーム医療」をどう進めるか

医師の裁量権とコラボレーションは両立しますか

乾　インターネットの普及は、情報伝達のコストを激減させて、コミュニケーション革命を起こしました。新聞や雑誌は時代遅れの手段になり、テレビも役割を見失い始めています。つまり、一方的に情報を送るという伝達方法は終わり、双方向からコミュニケーションが可能な時代を迎えています。

医療や介護も、同じことが起こっています。患者側が自分の情報を所有したいという希望が非常に強くなっています。医師だけが情報を持っているというのではなくて、患者はもちろんのこと、いろいろな専門職が共通の情報を持つというシステムにしなくてはいけないのではないかと思うのですが。

横山　それが正しいと思います。医療事故を防ぐには患者のあらゆる情報を共有するというのは大事なことなのですが、一方では個人情報なのでどこまでやっていいのか、常に迷うところです。ぼくは検査データはすべて患者さんに渡していきます。検査の結果を聞きに来いとはとても言えないし、再診料もかかりますので、切手代をいただけば全部ご通知しますし、必要があれば来てくださいと言ってます。

乾　検査の結果を聞くのにも、再診料がかかっているんだ。

横山　一番不親切なのは、検査の予約、検査の実施、結果の通知、と三回来なくてはならないことです。うちでは一回で済ませます。文章で知らせると患者さんは、忙しいのにここまで親切にと思うし、パンフレットを入れて、大事なところは丸を付けてしっかり勉強してくださいと伝えます。

乾　医師法第一七条は、「医師でなければ医業をしてはならない」と規定しています。医業とは医療行為という意味でしょうが、要するに医師は何をやってもよい、万能だということですね。ここがどうもネックで、コメディカルが医師の指示がなければ動いてはいけないという解釈になるのですが、これはなんとかならないものでしょうか。

横山　日本はこれでも開かれているほうで、韓国では薬事法しかなくて、医師法がないのです。すべて薬事法で縛られるから、新しい治療は韓国で開発しても、韓国で実施できない。それで医師法をつくろうとしています。

乾　そうなんだ。知らなかった。

横山　医師とコメディカルとの関係は医師に任されていますから、医師がきちんと信頼関係を築いて、「ここまでは任せるよ、でも責任は自分が取るよ」と言えばいいだけのことなのです。それが医新会がスムーズに回っている原点だと思います。どう対応するかは医師の裁量権にかかっています。しかし、医師法のいい点としては、自費診療だとかある種の実験的医療については医師法が味方してくれています。逆に、悪用すると患者さんをモルモットにしてしまうという怖い面もあります。

乾　医師の裁量権の大きさが気になってきています。昔は、裁量権が大きくても地域の中でそれに見合ったサービスが行なわれていたと思うのですが、いまは裁量権だけが冠のようになっていて、医療現場で本当にそれだけのことが全部できるのですか、と問いたいですね。コメディカルの人もいろいろやりたいのだけれども、医者が横山さんのような人だけではないので、自分の思うようなことができない。たとえば、「この患者さんには薬ではなく、音楽療法のほうがいいのに」と思ってもできない。こういう状況があちこちに起きています。「自分が責任取るよ」という医者が二割いれば変わると思うのですが。

横山　勤務医は無理ですから、開業医がもっと開かれた世界を追求すればいいと思いますね。ぼくはサプリメントのアドバイスもできますが、サプリメントと言っただけで他所《よそ》へ行ってくださいと言う医者もいます。結局、患者さんサイドに立って苦労していると、職員にも協力してもらわないと、医者一人ではできません。

乾　横山さんは先ほど、医者の中にも二割ぐらい変な医者がいると言われましたが、この医者の裁量権を盾《たて》にする人がいるんですね。医療の中だけでやればよかったのに、社会に持ち出してそこでも通用させようとする。特に介護など含めた世界ではこういう不見識が目立っています。

横山　権威主義なんですね。

乾　そうですね。裁量権をコメディカルに譲るという発想はないのでしょうか。

横山　チームでやっている以上はピッチャー一人で試合はできないですからね。きちんとアンパイア（審判）がいれば大丈夫なので、良い悪いを判定する機構ができれば、医者も勇気を持ってもっと活躍できるのではないでしょうか。

どうすれば対等の関係が築けるでしょうか

乾　医療は高度化し、専門分化してきましたから、医師だけでは成り立たなくなり、コメディカルと協力・分業が欠かせません。たとえば慢性疾患、いわゆる生活習慣病であれば、管理栄養士がしっかり食事の指導をするということが必要だと思いますし、特に薬に関しては医師は専門家じゃないですから、薬剤師との連携・協力は欠かせませんね。こういう専門職が対等になって治療に当たるというチームを考えないといけないのではないでしょうか。

横山　入試が全部同じレベルになれば問題ないのですが、医師になるのが難しいという受験制度そのものが問題だと思います。スウェーデンでは、医者も理学療法士（PT）も看護師も対等です。一人の患者さんにいろいろな専門職のアドバイスが要るとすると、PT、音楽療法士（MT）、作業療法士（OT）、栄養士、医者から看護師からみんなそろって円卓を囲んでアドバイスをする。これをやるためには国営にして、保険制度をゼロ負担にして、病院に来られるようにしないとやれないですね。スウェーデンでは堂々とやってますね。

乾　常に医者がチームのリーダーである必要はないのではないかと思います。たとえば、リハビリテーションでは段階によってPTがリーダーであったり、O

Tがリーダーであったり、場合によってはST（言語聴覚士）がリーダーであってもいいと思うのですが、現実問題としてはどうでしょうか。

横山　正直言って、リハビリは医者よりPTの方がはるかに勉強しています。ましてうちの場合、息子がPTなので言うことを聞かないといけないし、辞められては困りますので。研修生を受け入れてPTの教育に力を入れています。PTはすごいですよ、レントゲンも見せて教えるとすぐ覚えますね。

乾　チーム医療と言うと、リハビリテーションの領域が一番進歩して充実しているのではないですか。

横山　ただ、そこで進歩して、充実して医療費がかさんだら、厚労省はそこにメスを入れてきます。国は最後には金を値切りますから……。地方で高齢者が非常に増えてくると、たとえば公立病院が二つあるとすると、片方は救急を中心にするとか、役割分担を明確にしていかなくてはいけないでしょう。この秩父の地域でも二つの公立病院をぜひそういう形にしようと、協議会を立ち上げています。私は再生医療をやろうと思ってますが、同時に医療の再生もやろうと考えています。

避けられない医療のＩＴ活用

クリニックのＩＴ活用はどこまで可能でしょうか

乾　カルテが電子化されると、地域の病院と診療所で情報の共有が可能になり、ムダな検査や診察が無くせます。また病院の看護師と訪問看護師が協力でき、患者サービスが向上しますね。横山さんのクリニックではどの程度考えていますか。

横山　ここのクリニックのレベルですと、患者さんは延べ人数でだいたい一〇〇〇名です。この人数ですといまのカルテで間に合っていますが、もっと増えてきたらこのままでは大変ですね。小さなミスはありますので、電子カルテとコンピュータに検査のオーダーとかが前もってきちんと入っていて、次に来たら伝票がスッと出れば、その時点でチェックは済みますから、ミスは防げます。そういうことは大事ですね。

乾　町立病院はどうしていますか。

横山　町立病院ではレントゲンとか血液検査は、入院のところへも情報は行くし、レントゲン室で写真を撮ればどこの部署からでも呼び出せるようになっています。予約関係はコンピュータで全部指示ができるようになっていて、情報の共有という面では半分くらいはできています。電子カルテを導入するかどうかを検討中です。しかし、コンスタントに一日二〇〇人以上の外来患者がないと採算が合わないですね。

乾　ＩＴ（情報技術）の活用以前に、医師の業務の見直しも必要ですね。医師の事務作業が多すぎるのではないでしょうか。一九七〇年代に読んだ米国のミステリーで、マイクル・クライトンの『緊急の場合は』に出てくる臨床病理医は、所見をテープレコーダーに吹き込んでいました。それを医療秘書（メディカルクラーク）が文書化し、医者がそれにサインをするという場面がありました。

日本でも医療秘書が医師の所見を文書化したり、診断書を口述筆記するという省力化・合理化がＩＴの活用の前にあるのではないかと思うんですが……。横山さんは医療秘書を活用していますか。

医療秘書の仕事のイメージ
（2009年）

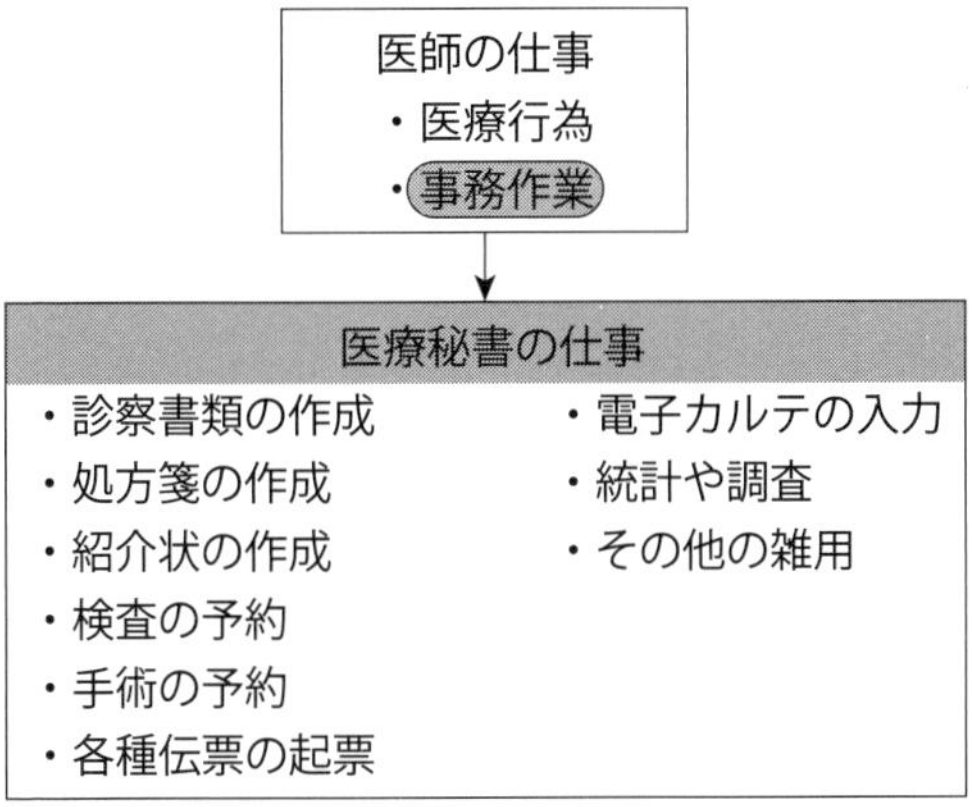

日本の臨床医は約25万人。1%の時間を軽減すると
約2500人の医師の増員効果がある。

横山　ぼくは記憶力がいいほうなので、余計なことを書かなくても、カルテを見て、患者さんの顔を見れば、前に言ったことを覚えています。だからぼくのカルテを見てもバトンタッチできないのですが、いままさにその問題が出ていますね。患者さんの顔を見ないでパソコンばかり見ている医者に、患者さんは自分のことを覚えているのかと不安を持っています。

乾　医療秘書には診療報酬が加算されることになっていますよ。

横山　医療秘書を専門に育てているところがありますから、そういう人を雇用したら保険で加算できるようなら、ＩＴ化は加速されると思います。パソコンで予約まで入力するとなると、おれは事務屋かと思いたくもなりますよ。だからＩＴ化する時には事務処理機能をサポートする部隊をちゃんと作らないと、かえって患者サービスが低下しますね。それでは本末転倒になりかねない。

ＩＴの活用が医療サービスの質を高めるでしょう

乾　技術革命はいろんな方面で起きていて、一九七九年七月一日にソニーが

『ウォークマン』を発売したことにより、世界中の若者の生活習慣がガラッと変わりました。つまり、音楽が持ち運べるものになったのです。こういうことは医療の世界でも起きていることで、一九八〇年代に登場したCTやMRIなどの高度な医療機器は、一台で五~六億円します。その普及率は、二〇〇〇年初頭には米国の二・五倍、英国の一〇倍と言われていました。日本は医療機器のトップランナーなんですね。横山さんも早くからMRIを導入されたでしょう。

横山　ひとつには、自分が藪《やぶ》医者だという認識を持っているからですね。武器を持っていないと闘えないですから……。MRIを導入したことによって非常に安心して診療できるようになりましたし、患者さんも安心して医者にかかれるようになった。どんどん改良が進んで、いまMRIもCTも非常にいい情報が得られるようになってきています。しかし、昔からのホルター心電図とかエコーの検査だとか捨てがたいものもあります。

乾　いまの研修医はCTもMRIも読めますから、おそらく一〇年前の専門医と変わらない能力を持っているのではないですか。

横山　二年目の研修医は非常にスムーズに手伝ってくれますね。ぼくは二年目の研修医には患者さんを任せます。脇についていますが、処方だけはまだ彼らは分からないですけど……。

乾　技術の進歩はものすごいスピードです。一九七八年に東芝が発表したワープロの一号機は価格は六三〇万円でした。しかも、机ほどの大きさでした。それがアッという間に消えていきました。一九九〇年には一〇万円を切るパソコンが登場したのですから、電子タイプライターでしかないワープロの居場所はなくなってしまいました。

医療の面でもレントゲン撮影で、いまはフィルムを使わなくなってきています。こうした傾向がますます進んでいくと、携帯電話のようなものが一台あればあらゆることができる可能性が出てくると思われます。こうしたことに歳のいった開業医がついてこられるでしょうか。

横山　先ほど言われた医療秘書を使えば可能ですし、医者も患者さんに向き合う時間がもっと増えるでしょう。それが保障されればＩＴ化は簡単に進むのではないでしょうか。

乾　国民の側からいうと、大きな病院と診療所とが連携して情報を共有してもらうことは一番大事です。わたしの住んでいる近くに国立病院機構埼玉病院（和光市）がありますが、ここは周辺の診療所の診療予約システムと繋《つな》がっていて、CTやMRIなどの検査の予約をインターネットで申し込めるようになっています。現在は、和光市やその周辺にある約一〇〇の診療所が利用しているそうです。

横山　地方では病診連携はよくいっていますよ。お互い顔を見て知っていますから、電話ですぐ連絡できて対応します。それができないと、入院施設を持たない診療所はむずしいですから。

乾　インターネットが普及して、政府が国民をコントロールできなくなったということが世界じゅうで起きています。それ以上に、アフリカや中国やインドでは携帯電話革命が起きています。つまり、固定電話のような基礎の設備投資をしなくても電話が使えます。ですから、政府が高齢の開業医に援助をしてIT化を進めることによって、国民が大きな利益を得る時代が来たのではないでしょうか。

横山　それと同時に、患者さんにも「わがままはここまで」という教育をしていかないといけない。夜中にメールが来て、返事を出さないと翌日電話がかかってきます。自分だけが患者だと思っている人がすごく多いですね。教育しないとコンビニ感覚で医療機関を利用することにもなる。救急患者でないのに自分の都合だけで救急当番の病院を利用する人もいますから……。

乾　確かに、それはあります。権利の主張は当然ですが、不可能なことを要求するという一部の行き過ぎが見られますね。世に言う「クレーマー」は困った問題です。これからの課題の一つですね。

医療と介護の連携はリハビリテーションから

社会的入院は減らせると思いますか

乾　二〇〇〇年に介護保険がスタートして、ちょうど一〇年になります。初年度は三兆二〇〇〇億円でしたが、二〇〇六年度には五兆九〇〇〇億円に達しました。要介護の高齢者も倍増して、二〇〇八年度には四五一万人になりました。特

介護保険、利用451万人

昨年度３％増で最多

要介護度は悪化傾向に

厚生労働省は30日、2008年度の介護給付費実態調査をまとめた。1年間に一度でも介護保険サービスを利用した人は451万6400人となり、前年度に比べ3・3％増えた。高齢者の増加を背景に、この調査を開始した01年度以降では最多となった。

このうち通所介護（デイサービス）の利用者は3・3％増の125万5700人。短期入所（ショートステイ）や福祉用具貸与サービスを利用する人も増えた。特別養護老人ホームなど施設サービスの利用者は0・5％増の108万5700人だった。

介護が必要な程度を示す「要介護度」（7段階）は悪化傾向にある。介護保険サービスを1年間利用し続けたケースでは、3番目に低い要介護度からそれ以上の要介護度に上がった人が25・7％に達した。

今年3月に介護保険サービスを利用し、4月に保険審査した分をみると、1人当たりの費用は全国平均で月額15万1200円となり、前年同月より1100円増えた。介護予防サービスを除いた「介護サービス」は18万1200円と2100円増加した。

都道府県別では高知県が20万5400円と最も高く、沖縄県、石川県がこれに続いた。最も低いのは岩手県の16万7700円だった。

都道府県の１人あたり介護サービス費用月額
（今年４月審査分）

▽上位５県	
①高　知	20万5400円
②沖　縄	19万9000円
③石　川	19万8100円
④佐　賀	19万7600円
⑤熊　本	19万3200円
▽下位５県	
①岩　手	16万7700円
②秋　田	17万1100円
③埼　玉	17万1800円
④宮　城	17万3000円
⑤福　島	17万3800円

（日本経済新聞　2009年7月31日）

養の定員は、二〇〇六年で約四三万人ですが、入所を申し込んでいる待機の人は約三八万人でした。

厚労省は、入院の必要がないのに在宅や施設での介護を受けられないために病院にとどまる「社会的入院」を減らしたい、と言っていますが、本当にそれでいいんでしょうか。

横山　厚労省の言っている筋道だけ聞いている限りは正しいです。ところが、やっていることは矛盾だらけです。まず待機者の数ですが、複数の施設に申し込んでいる人がいるので正確な数字ではありません。それから療養型病床をどんどん減らせと言っていますが、それをしたら、特養か老健を増やさなければ受け入れ先がないわけです。療養型施設を出た人が老健へ行って、リハビリをやって、在宅に戻るというのが筋なんですね。

乾　長瀞倶楽部の現状は、どうですか。

横山　うちなどは認知症の人が七割です。介護者がもうヘトヘトに疲れて、介護放棄になっている。老健ですら介護放棄された人が入ってきます。要介護認定で4度、5度になると特養が支給できる。要介護度が低い人は特養では動き回って

介護保険のイメージとサービス内容
（2009年）

介護レベル	サービスの利用限度（月額，自己負担10%）	サービスの内容
要介護 5 4 3 2 1	35万8000円 30万6000円 26万7500円 19万4800円 16万5800円	●居宅サービス 訪問介護 訪問看護 通所介護など ●施設サービス 老人保健施設 特別養護老人ホーム 介護型療養病床
要支援 2 1	10万4000円 4万9700円	●介護予防サービス 訪問介護 通所介護など
自立	0円	●介護予防事業 自治体のサービス

手がかかるし、介護報酬が低いので、おとなしくて寝たきりに近い人を特養は入れようとする。その狭間《はざま》に老健があるので、要介護度1から3度で動き回って世話の焼ける人が非常に増えている。

乾　どうしたらいいでしょう。

横山　こうした制度上で間違っているのは、認知症の人が入れるのはグループホームで間に合っているという感覚がおかしいので、やはり精神科医が診なくてはいけない。ぼくはグループホームと認知症主体の老健、特養がもっと必要だと思います。

乾　七十歳以上の高齢者の医療費は、二〇〇〇年ごろから一貫して国民医療費の約三分の一（約一〇兆円）を占めています。厚労省は多すぎるというのですが、高齢者が増えれば医療費が増えるのは当然だと思うのですが。

横山　ムダな処方が多いということでしょう。ジェネリック医薬品を使って、必要最小限の処方というのがぼくの基本です。高齢者の場合は副作用も出やすいですから……。厚労省がジェネリックを推し進めようというのは賛成です。医者が薬で儲けようという発想を捨てるべきですね。医薬分業の良さをないがしろにし

医療費 最高の34.1兆円

08年度、前年度から1.9%増

08年度の医療費は前年度比1・9%増の34兆1千億円で、過去最高を更新したことが17日、厚生労働省の集計でわかった。増加は6年連続。このうち70歳以上の医療費は14兆8千億円（前年度比2・1%増）と全体の43・5%を占めており、03年度からの5年間で2・5兆円増えている。

この日公表されたのは概算医療費で、公的医療保険と公費から支払われた医療費。1人あたりの医療費は26万7千円（同1・9%増）。70歳以上は75万7千円で、70歳未満の16万4千円の4・6倍に上った。

08年度から始まった75歳以上が対象の後期高齢者医療制度分の医療費は11兆4千億円で全体の33・5%だった。

受診した患者数は延べ26億4千万人（同1・3%減）。4年続けて減ったが、受診者1人1日あたりの医療費は1万2900円（同3・2%増）だった。

（南彰）

（朝日新聞　2009年7月18日）

てはいけない。

「高齢者」より「老人」の呼称がふさわしいのではないでしょうか

乾　「高齢者」という呼称が定着してきたようですが、私は「老人」とか「お年寄り」という呼び方も捨てがたいなと思っています。本来は尊称だったわけですから……。調べてみたら、一九六〇年（昭和三十五）までの国勢調査では、六十歳以上を「老年人口」としていました。それが、一九六五年（昭和四十）の調査から年齢が六十五歳以上になり、呼称も老人から「高齢者」に変更されています。

横山　体力年齢、精神年齢などいろいろ含めて考えると、年をとっている人が身体が具合が悪いとか、気力がないとか、弱者であるとかいう発想はおかしい。一番おかしいのは、「抗加齢学会」というのがありますが、加齢しないとはどういうことなのか。ぼくは「抗老化学会」のほうがいいと思いますね。老化というのは脱皮だと思えば、老人という言葉に寂しさとか姥捨《うば》て山のイメージはまったく

日本の公的健康保険のイメージ

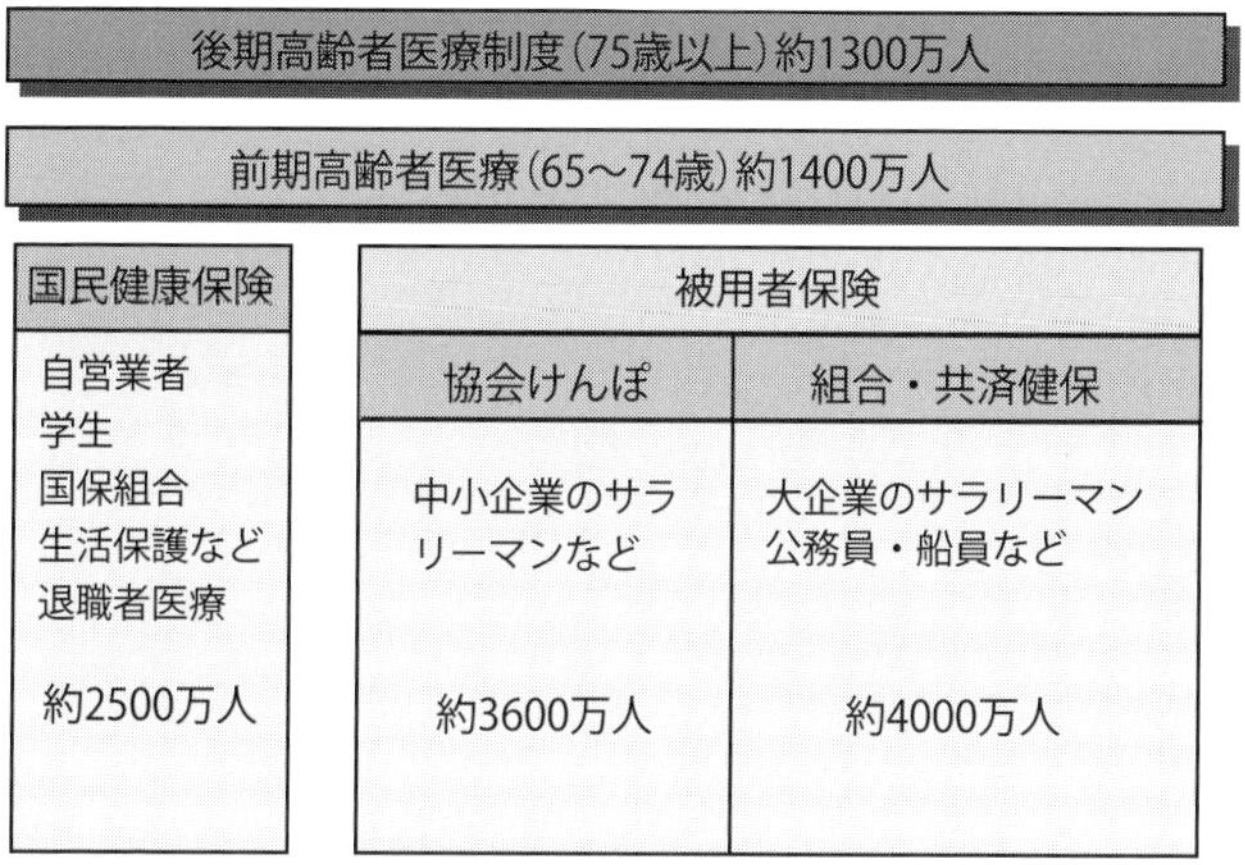

（加入者約1億2800万人，2009年）

日本の公的年金のイメージ
（加入者約7000万人2009年）

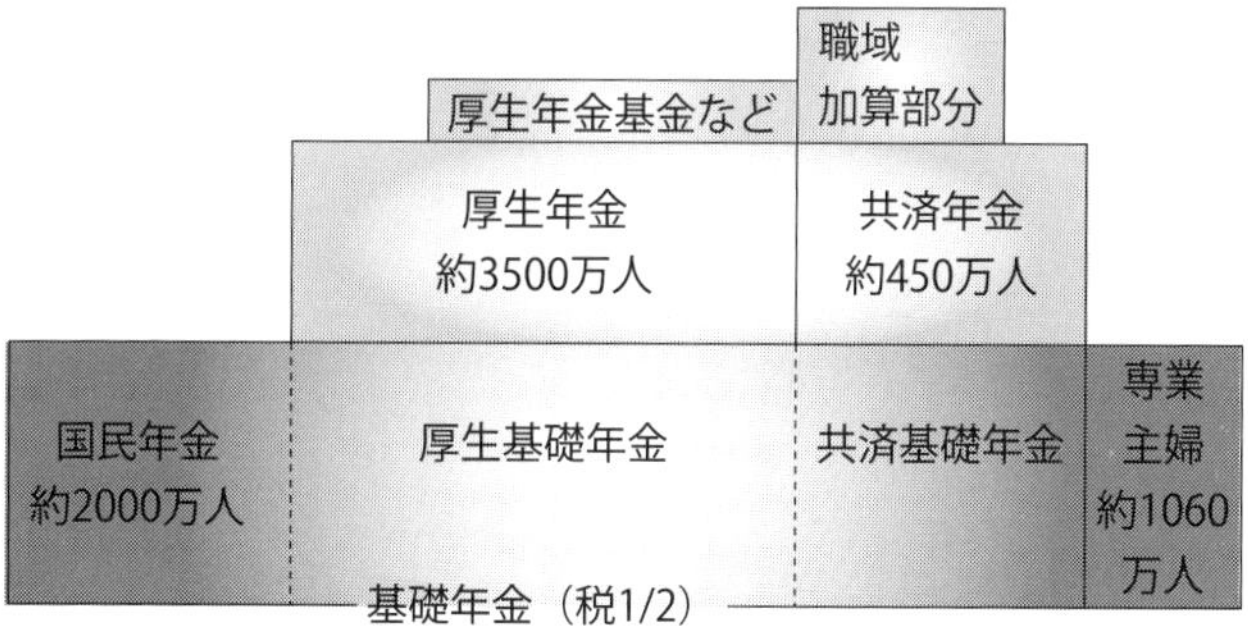

・年金受給者　約3300万人，年間約46兆円　　・積立金　約200兆円
・国民年金の未納者　33万世帯

ないので、「老人」でいいと思います。九十歳でも元気な人はいっぱいいますし、「老いる」ということが死に近づくというイメージそのものがおかしいですね。「脱皮」というのは、そこにまた知らない自分が生まれるというイメージがあります。

乾　私は今年で七十歳になりましたが、若い時より、幅広く判断をする能力は高まってきたような気がします。だから年寄りというのは誇りを持っていいのではないかと思うのです。一般的には厄介者《やっかい》というイメージが強くなっていると思うのですが、このへんの折り合いはどうしたらつくでしょうか。

横山　イメージにすぎないと思いますよ。ぼくは男の人生は信長に始まって、秀吉にチェンジして、最後家康になればいいと思っています。私自身、還暦を迎えていまは家康の時代に突入したと思っているので、攻めるばかりが能ではないと……。女性でも、代表的なこの三人のイメージを持って年を重ねていけば、ますます知恵のある、間違いの少ない長期政権になるようなイメージでいいと思うんです。ぼくは三人は別々の自伝だと思っていたが、そうではなかった。若いうちは信長で行っても気がつかないと焼き討ちに合うし、気がついて秀吉になっても余計なところに進出すると城を燃やされたりと、一人の人生の中にあるんですね。

乾　一九七〇年代以降に青春を迎えた人は坂本龍馬に憧れて生きてきた人が結構いると思います。長生きするということは、あまり考えていなかった気がします。だから、どうやって老いを生きていくかということはまだ分かっていないんです。

横山　初めての自分に出会ったような……。

乾　いままでの日本の文化の中でこういう時代はなかったので、自分がここまで長生きするとは思っていないんですね。

横山　がんで死ぬとは思っていないで、みな生きているでしょう。それと同じですね。

乾　日本人の平均寿命は、一九四七年（昭和二十二）に男女とも初めて五十歳を超えました。それがあれよあれよという間に延びて、二〇〇八年には、女は八十六歳、男は七十九歳です。これは未知との遭遇という気がしますが、やはり医学の成果なのでしょうか。

横山　モンゴルは六十歳で、アフリカのある国は三十八歳です。日本の長寿は間違いなく医学の成果です。それと日本には四季があるので、対応しないといけないということを知っています。「今日は寒いから気をつけよう」とか。同じ気候のところに住む人は長生きできないと言われています。昔、「いのち水、たから水」と言って、寝る前に湯飲み一杯の井戸水を飲んで寝たというんですね。これはいまの血液サラサラに通じます。いい言葉だと思いますね。

介護職の医療ケアをどこまで認めますか

乾　「介護」という言葉は新しいですね。『広辞苑』に介護という言葉が採用されたのは、一九八三年に発行された第三版からなんです。一九八〇年に縫製会社フットマークの磯部成文社長が発案して、一九八四年に商標登録したものです。磯部さんは偉い人で、どうぞ自由に使ってくださいと言って、商標を独占しなかったので自由に使えるようになったそうです。

ちなみに、看護と介護はどう違うと思いますか。『広辞苑』には、こう出てい

08年平均寿命、最高を更新

女性86.05歳
男性79.29歳

08年の日本人の平均寿命は男性が79・29歳、女性は86・05歳で、前年をそれぞれ0・10歳、0・06歳上回り、3年連続で過去最高を更新した。厚生労働省によると、女性は24年続けて世界で最も長寿で、男性は4位だった。がん、心疾患、脳血管疾患の3大疾患による死亡率が下がった影響が、最も大きかった。

厚労省が16日に発表した「簡易生命表」で分かった。男女の平均寿命は、インフルエンザが流行した05年を除き、00年以降延び続けている。08年がうるう年でなければ死亡率は下がり、男女とも平均寿命は推計でさらに0・03歳長くなっていたという。

厚労省が把握している海外の最新データと比較すると、男性の平均寿命が最も長いのはアイスランドで79・6歳、スイスと香港が79・4歳で続いた。女性は日本に次ぐ香港が85・5歳、フランスが84・3歳だった。

日本人が3大疾患により死亡する割合は、男性が約55%、女性が約52%。3大疾患による死亡がなくなったとすると、平均寿命は男性が87・39歳、女性は93・05歳まで延びるという。

都道府県別の平均寿命については今回の簡易生命表では示していないが、厚労省は5年ごとに調査しており、次回は2010年の推計を発表する予定。

■平均寿命の上位５カ国・地域

【男性】		【女性】	
①アイスランド	79.6 歳	①日本	86.05歳
②スイス	79.4 歳	②香港	85.5 歳
②香港	79.4 歳	③フランス	84.3 歳
④日本	79.29歳	④スイス	84.2 歳
⑤スウェーデン	79.10歳	⑤イタリア	83.98歳

［各国政府の資料などをもとに厚生労働省が作成］

（朝日新聞　2009年7月17日）

ました。介護は「高齢者・病人などを介抱し、日常生活を助けること」、看護は「傷病者の手当てをしたり、その世話をすること」――。つまり、介護の対象は傷病者ではない人で、看護はケガや病気の人が対象です。その違いだけで、お世話する内容はあまり違わない。ただ決定的に違うのは、看護師は国家資格で医療職であること、介護士は国家資格ではあるが医療技術には介入できない介護職です。医療ケアのニーズのない介護というのはないと思いますが。

介護施設は医療ケアのニーズの高い人が増えています。厚労省は施設介護を要介護度4～5度の人で七〇パーセント以上にしようと誘導政策をとっていますね。そのためか、看護職の足りない施設では、介護職は違法を承知で一部の医療ケアを行なっている現実があります。ここはどのようにクリアしていけばいいのでしょう。

横山　フィリピンではケア・ギバーという職種があって、まさに日本の介護の仕事ですが、インスリンの注射と痰《たん》の吸引は許可されています。そのほか特定の医療行為については一年間の教育を受ければできる。ただ、介護福祉士は大学を出ないとなれない。ケア・ギバーをチームとして束ねるのは介護福祉士です。ぼく

在宅医療のイメージ（2009年）

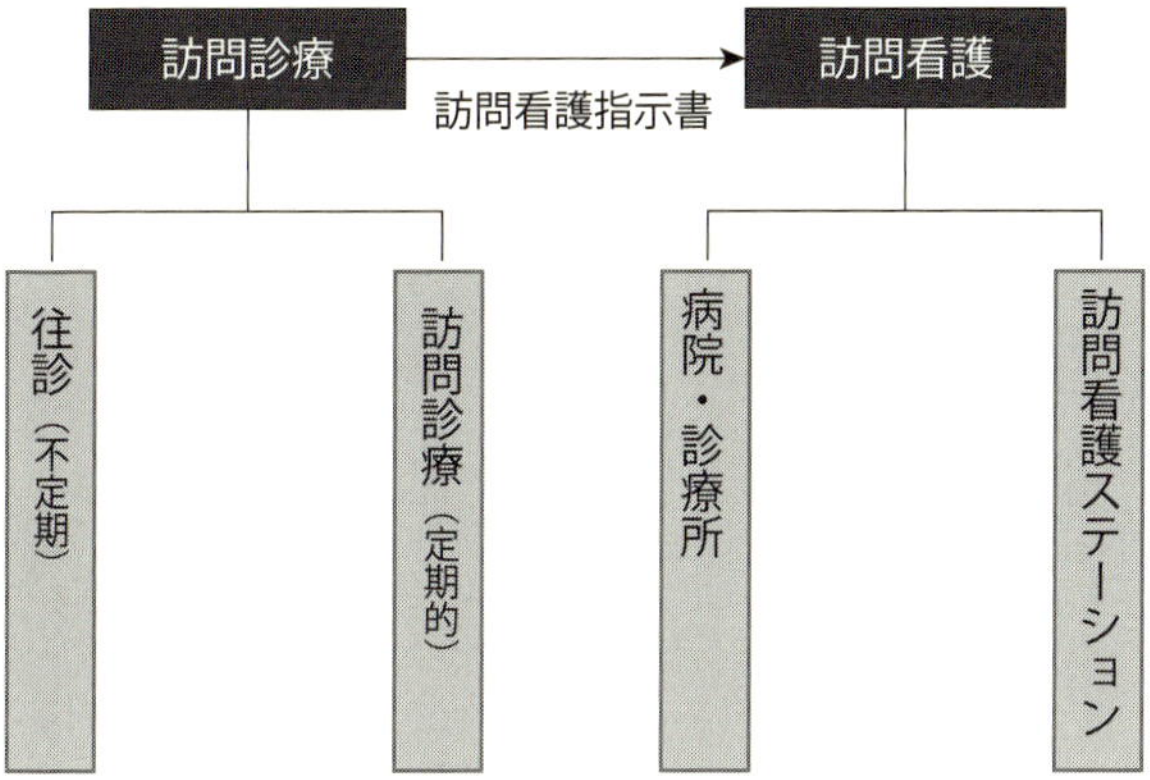

介護職の医療ケア（2009年）

1. 介護職に認められている医療行為

（2005年の厚生労働省の通知から）

・体温の測定　・自動血圧測定器による血圧測定
・軽い切り傷、やけどなどの処置
・軟膏の塗布、湿布貼り、目薬の点眼、座薬の挿入などの介助
・異常がない爪の爪切り
・耳あか取り　・浣腸の一部

2. 訪問介護で認められている医療行為

・たんの吸引（口腔、鼻腔内などに限定）

3. 介護職の許可にならない主な医療行為

・たんの吸引（喉の奥）　・胃瘻の栄養注入
・鼻からの経管栄養

は介護士でも、救急救命士と同じように、きちんと講習を受けて受講証さえ待っていれば、インスリン注射、血糖値測定、痰の吸引ができるように、いまのグレーゾーンをきちんと制度として整えるべきだと思う。

乾　現実問題として、難病の方や胃瘻《いろう》を付けている方の場合は、ショートステイもむずかしいです。これをなんとかクリアしないことには、医療と介護の協力は不可能だと思いますね。ツメ切りも、この間までは医療行為だと言われていましたから。

横山　体温の測定も医療行為だとか、採血はいいが点滴はいけないとか。受付が体温計渡したと投書されると、保健所は一応動きますからね……。

乾　高齢者は医療と介護が同時に必要ということがあります。しかし、健康保険と介護保険は同時に使えないことになっています。介護保険を利用していた人が救急車で運ばれて入院すると、介護保険はストップです。独り住いの人や高齢者世帯の場合、いきなり家事援助が打ち切られると困ってしまうんですね。退院して家に戻らないと介護保険が使えない。このへんをなんとかできないのでしょうか。

横山　うちの老健も医療保険で請求できないので、薬代は全部持ち出しです。心電図も無料で、レントゲンと超音波検査だけは請求できますが、これもおかしいでしょう。特養は週一回来る医者が処方箋を出して請求できます。うちの老健は、最大限ぼくが自己犠牲を払っていて、医者の人件費に食われないから、安心・安全を提供できるので、みんな他所《よそ》には行きたがらないです。

乾　うーん、凄いですね。しかし、こういう状況ですと、国民の選択肢は二つしかないですね。一つは、国が言っていること、つまり言い方を変えると、「早く死んでください」――。もう一つは、横山さんのようにほかで生計の道がある人が勇気を持ってこういう施設をつくってくれて、そこに入るということです。なぜほかの医師はできないのでしょうか。

横山　損得勘定が入ることと、自己犠牲が嫌いということではないですか。医者の教育が根っこから間違っているのではないでしょうか。狭き門にして、入りにくくして、勉強だけできる人間が医学部に入るから、こういうことになる。

乾　勘定と感情の問題ですか。現場では介護職と看護師との間の格差の問題もまだあるようですね。

横山　よくこれで看護師になったなという人もいますし、介護士で立派な方もいます。チームで看護師がトップになると、チームはガタガタになる。介護士の有能な方がコーディネーターになるとすごくうまくいく。介護士さんは一般社会の経験もしている人が少なくないし、子育てをしている方も多いので、コーディネートできるのですね。相手の気持ちになってものごとを進められる。

乾　話は飛びますが、看護や介護は「3K仕事」だとよく言われます。キツイ・キタナイ・キケンの3Kです。だけど、そういったら、職業として成り立ちません。赤ちゃんを育てる時と同じで、それを楽しいと思わなくては仕事の醍醐味を知ることはできません。

在宅と介護施設でのターミナル・ケア

在宅死から施設での死へと変わってきました

乾　『おくりびと』という映画が、二〇〇九年のアカデミー賞外国語映画賞に輝きました。この映画が封切られた時に観に行きましたら、老人たちで満席でした。死というテーマは、もうタブーではなくなったようですね。日本では、一九七七年（昭和五十二）に在宅死より病院などの施設で死ぬ人が多くなりました。いまでは八〇パーセントの人が施設で亡くなっています。私たちは「死の臨床研究会」をつくって、一九七〇年代からターミナル・ケアを大切にしようという動きに注目してきました。そして、医療保険でならホスピスの報酬も支払いやすいと安易に考えて、病院での看取りが現実的な方法だと思っていました。しかし、介護保険が導入されると事情が変わってきました。在宅医療や介護施設での看取りが切実な問題になってきました。

横山　在宅での看取りというのは、たとえばお母さんが亡くなった後、添い寝した末っ子とか、息子と昨日はブランデーを飲んでいたとか、「医者なんか信用できるか」とぼくが行くのを拒んでいた前立腺がんの患者さんが亡くなって行ったら、中学生と高校生の子どもたちが、「お父さん、横山先生でよかったね」と言ってくれたとか、ものすごいドラマがあるんですね。また反対に、在宅では見ないでよかったものも見えてしまうこともある。金持ちは何でも金で解決しようとするとか……。

乾　施設だと違いますか。

横山　こういう老健施設をつくって、最初はクリニックを開けられなかったので、ここで看取りをするしかなかったのですが、看護師がいるので急変すると蘇生を始めてしまう。老衰なのに……。看護師たちの医療の匂いが、介護施設でプンプン出てしまった。ところが、老健に隣接してクリニックを開けたので、そこの個室に移して、家族に連絡して点滴と酸素だけでそっと見守ればいいからということになった。死は潮の満ち引きと同じですから、死は自然だし、当たり前のことですし……。介護できない人がこういう施設に預けるというのは、最後に必要最低限の医療行為をしてもらえればそれで充分なんですよ。そこにはドラマはない。日常的な死なのです。だから病室には障子があって、家族が一晩ついて看取ることもできる。クリニックに移してだいたい三日以内に亡くなられます。

乾　それが、本当のターミナル・ケアですよね。

横山　死生観から言うと、ぼくは『千の風になって』からはじまっているのだと思う。「わたしはもうここにはいません」というのがブームになったころから日

人生のエンディングのイメージ

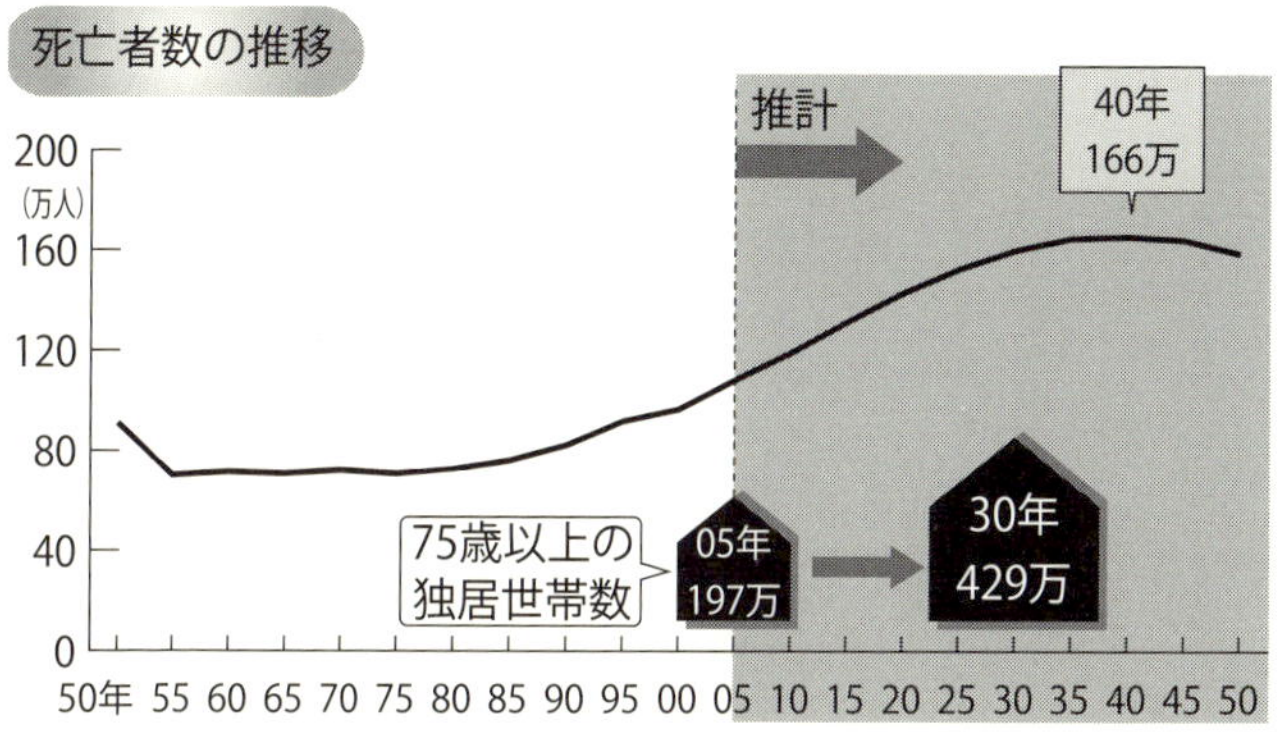

(07年版厚生労働白書から)

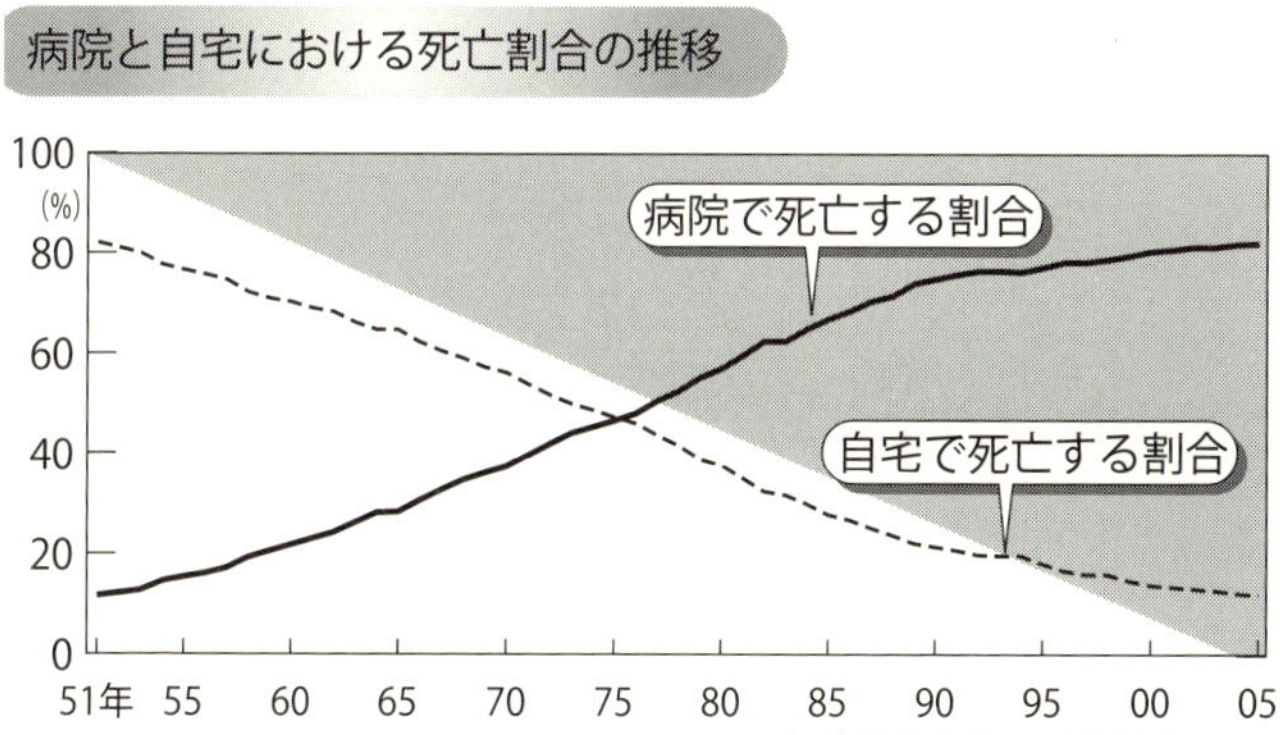

(厚生労働省「人口動態統計」から)

出生数と死亡数の推移

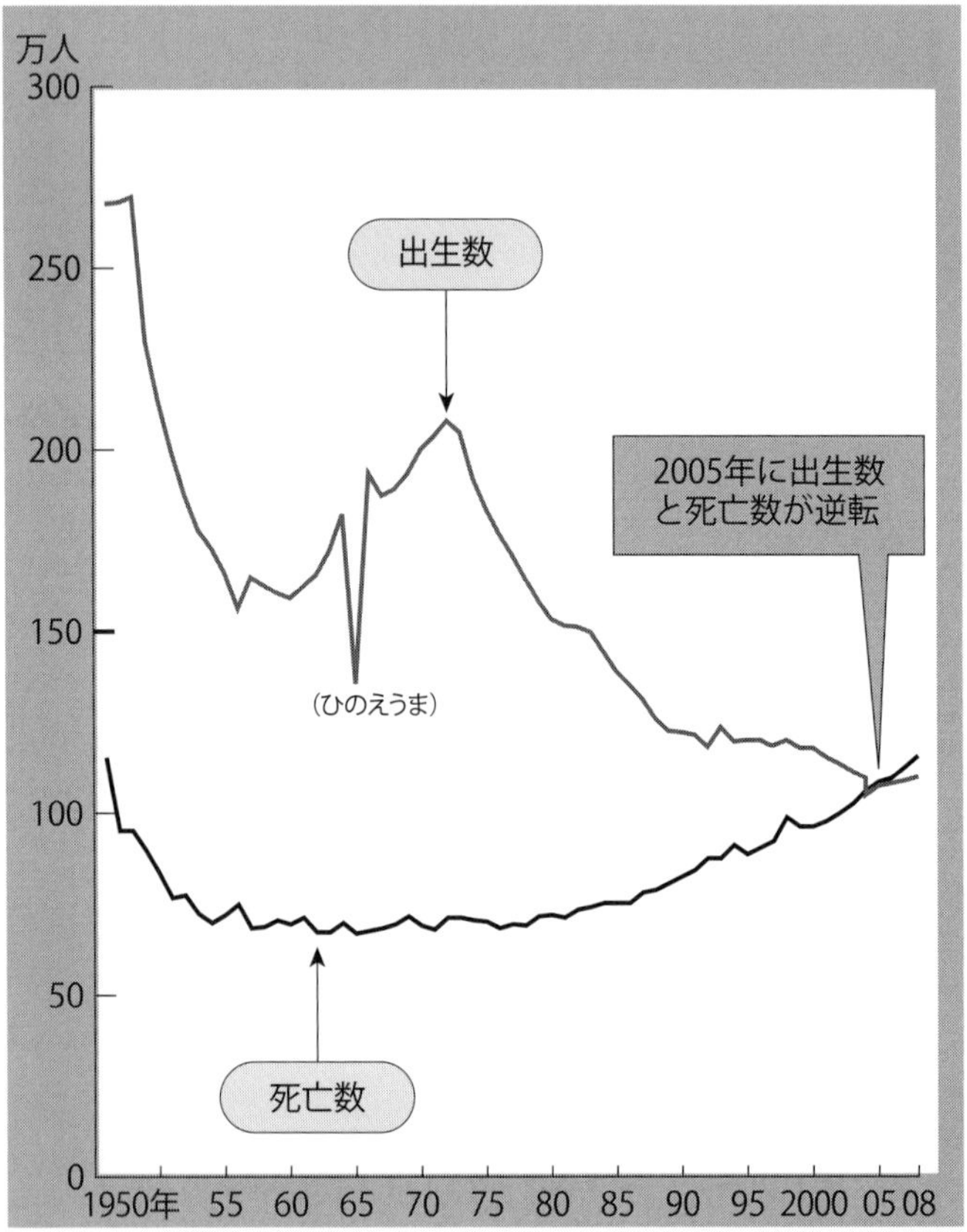

厚生労働省の「人口動態統計」から作成

本人の死に対する感覚が変わったのではないか。その後、天童荒太の『悼む人』が出て、『おくりびと』が出て、ここで死に対して恐怖ではなくて、死にゆく人に対する思いが非常に変わったのだと思います。事故で死んでも、殺人で死んでも、その人が生きたということに対してもっと理解しようじゃないかと考えるようになってきた。

最後の看取りは医師でなくてもいいのではないでしょうか

乾　医師とか看護師ができることというのは、苦しんだりつらい思いをさせないということだと思うんですが、医療者が宗教家の役割まで担おうとか、あまりにもいろいろなことに介入し過ぎたのではないでしょうか。

横山　キリスト教にシフトしたりですね。以前は千葉のがんセンターでは、あれだけがん患者がいるのに医師・看護師以外のマネージメントするスタッフが一人しかいない。ありえないことですね。体制を考えてサポート部隊を多くしてあげないといけないのではないか。外来に入ってカウンセリングする人がノイローゼになるという環境をつくっておいて、「ちゃんとしろ」と言っても無理ですよ。

乾　だいたい、緩和ケア病棟にがんと難病の患者だけを集めるということ自体、無茶《むちゃ》ですね。そういう点では、介護施設でのターミナルというのは自然ですね。昔の日本の在宅死と同じ現象が起きています。

横山　認知症の人が食べられなくなったら最期が近いですね。

乾　いま、医療の中で「スピリチュアル・ケア」という言葉が一人歩きしている感があります。スピリチュアル・ケアというのは、例えば自分の人生の意味は何だったのか、と問いかけられて、それに対応したりすることですね。医師や看護師がスピリチュアル・ケアができるものなのですか。医師や看護師に、そこまでお願いするようにしたのはわれわれ国民の側なんですが……。

横山　やはりエリートの医者では無理です。どぶ板ドクターは大丈夫だと思いますが。

乾　医療者がスピリチュアル・ケアをしなくてはいけないという思い込みが、非常に問題だと思います。

横山　その点、ボランティアさんはすごくいいのですが、かき回されることもあるし、素人だから怖い面もあります。田舎ですと個人情報が漏れるという恐れもあるので。スピリチュアル・ケアというのは、基本的には患者さんが最も安心できる空間にしようということで、心の落としどころが見えてくるようになっていればいいんだろうと思います。

乾　死亡診断書は医師が書くことになっていますが、死の看取りは必ずしも医師が立ち会わなくてもいいという習慣ができるといいと思いますね。看護師であればかなりのことはできると思うのですが、いまの医療法ではそうした拡大解釈はできないのでしょうか。

横山　無理でしょうね。医師でも身内の死亡診断書は書けないですから。介護施設というのは、その人の生きた歴史、つまり学歴・仕事・生活・趣味とか全部リストがある。ぼくはそれを全部見て、この人のことは忘れないぞと思ってから死亡診断書を書く。だから、自分にとって死亡診断書を書くことはものすごく大事な医療行為です。

乾　医療的『おくりびと』ですね。

横山　そうですね。そこまでして初めて看取りをしたことになるのではないでしょうか。介護施設を預かる責任者として、その人の歴史を頭に叩き込んでからでないと、死亡診断書は書けないです。

乾　一般の介護施設で看取りに宗教家の参加ということはあるのでしょうか。

横山　ご本人と家族にアンケート調査をしてますので、たとえば法話を聞きたいとか、希望があって申し出があれば、それは大事なことだと思っています。それとお彼岸近くにはイベントはやりません。その時期、家族が会いに来たり、帰って家族と食事したり、一緒に墓参りに行ったりということを患者さんは待っているのですから……。

乾　死後の問題として「グリーフケア」（悲嘆の表現）ということが強調されています。別離の悲しみを充分に表現することによって、現実を受容しようという作業です。もうひとつ忘れてはならないことは、人間は「回想」できるということです。生きている者は亡くなった人のことを思い出すことができます。逆に言えば、生きている者は亡くなった人のことを覚えている義務があるのだと思います。法要というのは、それを形式化したものでしょう。

二十一世紀に注目される「代替医療」と「サプリメント」

サプリメントをどう考えるべきか

乾　アメリカの作家で評論家のスーザン・ソンタグは、「現代人が何かの行為の動機として理解できるものは、金銭・快楽・健康の三つである」と言っています。健康のためには相応の投資をする時代になったのかと感無量です。薬で健康を維持するのと同じように、食品で健康を保持するという考え方がかなり定着してきましたし、あってもいいのではないかと思います。つまり、「サプリメント」（栄養補助食品）の利用ですね。

横山　ぼくは漢方の専門医なので、サプリメントの相談は積極的に調べますし、サプリメントの効能とは言いませんが、効用は理解しています。理にかなったサプリメントの利用法は確かにありますが、合う人と合わない人があるので、そのアドバイスはしっかりしないといけない。サプリメントアドバイザー制度というのはあるのですが、どうもサプリメント商法に使われている。アメリカのニュートリション・アドバイザー（栄養相談）みたいなものができた上に、サプリメントの相談ができるというのが、正しい在り方だと思います。

乾　ただ、危《やば》い事件も起こっていますね。

横山　アガリクス事件だとかのバイブル商法によって、偽りの情報を与えて沢山売ることに走ったり、中国のまがいもので死者が出たりというようなことがあったので、東京都はサプリメントに対して非常に厳しく指導してきています。わたしは不幸な事件を乗り越えて、サプリメントの良さをもっと理解すべきだと思う。有効な成分は沢山あります。前立腺だったらノコギリ椰子だとか、尿失禁だったらペポカボチャのオイルとか、風邪をひきやすい人はプロポリスが合う人もいるし、クロレラで健康取り戻している人もいるし、発酵食品で非常に体調が良くなる人もいる。ぼくはサプリメントについてはまだまだ勉強をして、自分でもサプリメントの商品を開発をしていますので、一つの見識を持って研究したり、応用したりしたいと思っています。

健康食品と医薬品の違いのイメージ（2009年）

食品	保健機能食品	特別用途食品	医薬品
健康補助食品 食品	特定保健用食品 栄養機能食品	病者用 乳児用 妊産婦用 高齢者用	医薬部外品 医薬品

医薬品のイメージ

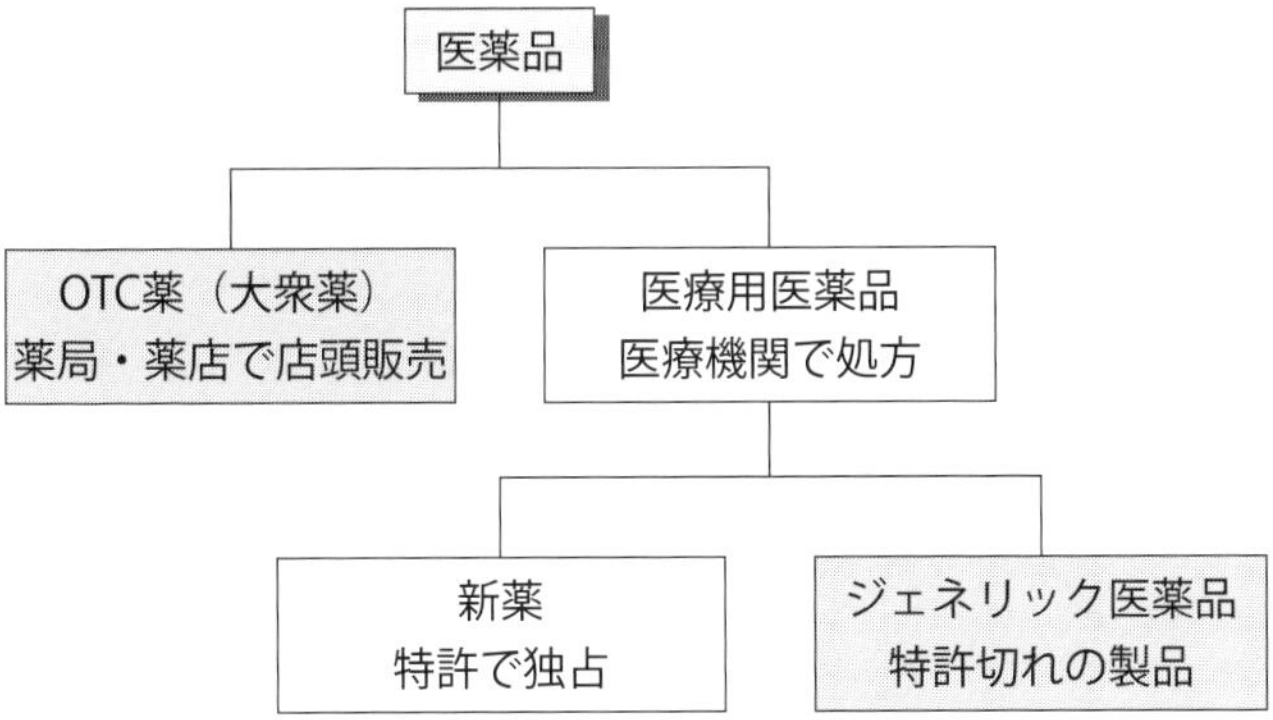

代替医療にＥＢＭを求めるのは妥当か

乾　そこで問題になるのは「ＥＢＭ」（Evidence Based Medicine＝根拠に基づく医療）でしょう。

横山　そうですね。ただＥＢＭの話になると、では漢方では、鍼灸ではどうなのだということになります。これらには、はっきりしたＥＢＭは不明瞭なんですね。ですから、生薬成分を中心としたものについては、打率として三分の二以上臨床症状の改善がみられたら「有効性あり」と判断しています。その上、良い医者が勧めればだいたい五割は効きます。

乾　漢方というのは極論すれば、中国で発見された薬を経験を積み重ねることによって、効能を確かめたものです。それをたまたま西洋医学の方法で証明できないということだけであって、効き目があるということは間違いないと思います。そこのところをどこまで受け入れるかという問題なのですが、代替医療というのはどの範囲まで受け入れられているのでしょうか。

横山　ぼくは「イワシの頭も信心から」で、本人が良いと思ったら続けてもらうのが一番いいと思います。それを否定するということは、エビやソバを食べられない人や、杉のそばに寄れない人など、さまざまな人がいるのと同じで、なかには逆にものすごくいいものもあるわけなんです。EBMというのは集団で判断するのです。だから、すごくいいと思ってニンニク卵黄とか、すっぽんエキスとか、サメの軟骨に走っている人に、〝そんなの意味ないよ〟という資格は医者にはないと思う。

乾　アメリカでは「ライフスタイルドラッグ」と呼んで、生活改善薬を盛んに利用しています。たとえば、シワやシミを取るとか、アンチエイジング（抗加齢）の効果があるとか、発毛・育毛の薬とか、禁煙や断酒の薬、さらにはバイアグラなどED（男性機能障害）の薬も利用しています。もし、本人の生活が向上すれば、それは決して悪いことではないですね。アンチエイジングより老いと共存するウイズエイジングのほうが自然なのかも知れませんが、シミがなくなって気分が良くなれば、それはそれでいいことではないですか。わたしは髪が白くなったので染めていますが、やはり気分がいいですよ。

横山　アンチエイジングはサプリメントの役割としては、重要でしょうね。

乾　横山さんは代替医療としてはどんなことをやっていますか。

横山　がんの温熱療法は代替医療と言えるのかどうかですが、それをやっています。

乾　温熱療法はどうなんですか。がんなどは温めたほうが酵素レベルが一五～三〇パーセント上がると言いますが……。

横山　血液を調べると「ヒート・ショック・プロテイン（ＨＳＰ）」など出てきますし、肺がんが小さくなった人もいます。からだを温めるということは、とてもいいことだと思います。

乾　「補完代替医療」（ＣＡＭ＝Complementary and Alternative Medicine）というのは何をもって代替医療というのか、まだ定義も含めてあいまいです。漢方なんかはむずかしいですね。

横山　漢方は色々な生薬の複合物ですから、成分分析してもしょうがない。漢方というのは下痢している人にも、便秘している人にも同じ薬を処方しますから……。やはり二千年の知恵ですよね。

カラオケは音楽療法の王様か

乾　ひと口に代替医療といっても、ちょっとピンときませんが、例えばアニマルセラピー（動物介在療法）とか、園芸療法とか、アロマテラピー（芳香療法）とか、芸術療法とかがありますね。要するに、何を治療手段として使うかですね。

横山　そうです。

乾　芸術療法の中でも、音楽療法は注目されている割りにはなかなか普及しませんね。体や心に障害のある人に、音楽の専門家がその技術でリラクゼーションを図ろうということでしょう。歌ったり、楽器を演奏したりするんでしょうが、楽しそうですね。

横山　うちの家内は音楽家なので、勉強して老健で音楽療法に取り組み始めています。期待できそうですよ。

乾　余談ですが、音楽療法と言えば、カラオケはものすごい発明だと思いますね。日本人の大発明のひとつですね。一九七一年に、兵庫県西宮市で弾き語りをしていた井上大佑さんが、曲から歌詞を抜いて演奏テープを録音したのが始まりだそうです。

横山　しかし、特許を取るのを思いつかなかったので一銭も儲けられなかったらしいです。ここでもカラオケやるとみんな喜んでいますよ。デイサービスとかで、あんなおとなしい人がこんな大きな声が出るのかと、びっくりすることがあります。

乾　世界中がカラオケで歌う時代になったというのはすごいことですね。みんながスターの気分を味わっている。人が化けるんですね。そこがカラオケのすごいところです。横山さんは松山千春の歌がうまいそうですね。

横山　高音の声の歌手が好きで、スティービーワンダーの高音を聴くと歌いたくなりますね。

セルフメディケーションの可能性

自分の健康は自分で守ることからスタートしましょう

乾　医療というのは「セルフメディケーション」（自己健康管理）から始まっているのだと思うんです。自分が主体となって病気の予防や治療に積極的に取り組んでいくのは当然のことです。体重や血圧を測定して健康状態をキャッチし、食事や運動に気を配り、黄信号が灯《とも》ったら大衆薬（ＯＴＣ薬）を利用して自分で守る——。それがセルフメディケーションです。健康は自己責任の部分がありますからね。現代はこの考え方が低下しているのではないでしょうか。

横山　若い人たちはマツモトキヨシなどによく行って、セルフメディケーションをやっているような気がします。自信のない世代、つまり三十代から四十代後半はセルフメディケーションするよりはデータを欲しがるし、説明を求めるし、インターネットからのわけの分からない情報を持ってきて、いろいろ言います。

五十代から七十代で、メンタル的に不安の強い人はしょっちゅう来ますが、普通の人は二カ月処方で大丈夫ですね。三十代くらいは五日とか十日処方しても、二日後に来たり、電話で問い合わせが来たりします。

乾　インターネットの情報を信じて、大丈夫ですか。

横山　インターネットの弊害というのはありますね。薬の情報が全部出てきますが、それが正しいという証拠はない。そうした情報に振り回されている。それとインターネットの情報は正しいと思い込んでいるのは問題ですね。

乾　カルテの電子化を含めて、ＩＴ革命とこの問題は絡んできますね。

横山　そうなんです。情報の発信源としては病院側はいいのですが、それと別の情報とをドッキングさせようという人が増えてくると、後始末が大変です。副作用情報もインターネットには出ていますが、それだけを見たら怖くて薬は飲めないですよ。

乾　だから、大衆薬なり何なりでセルフメディケーションを実践したほうがいい。

横山　医者に何でも任せるのではなくて、五割は自分で責任を負って、残りの五

救急箱に入れておきたい薬･用具のイメージ

薬・用具	必需品	あると便利
1.　内服薬	・風邪薬 ・解熱鎮痛薬 ・胃腸薬 ・便秘薬 ・下痢止め	・せき止め ・鼻炎薬 ・浣腸薬
2.　外用薬	・目薬 ・傷薬 ・かゆみ止め ・湿布薬	・虫さされ薬 ・日焼け止め ・貼り薬
3.　用具	・ガーゼ ・包帯 ・脱脂綿 ・絆創膏 ・体温計 ・ピンセット ・はさみ ・毛抜き	・血圧計 ・水枕 ・三角巾

割を医者に預けるというフィフティ・フィフティの関係が医者と患者さんの信頼関係の大原則ですから……。セルフメディケーションは大いにやるべきです。

フィンランド症候群の暗示するものは何でしょう

乾　「予防に勝る治療はない」というルネ・サンドの言葉は絶対の真理だと、わたしは信じていました。ところが、二十世紀の末に「フィンランド症候群」というのが世界に衝撃を与えました。フィンランド保健局が約六〇〇人の管理職に定期的な健康診断をし、タバコや飲酒を控えるように摂生を求める生活をしてもらいました。一方で、六〇〇人には何もしないで様子を見ました。十五年後に比べてみたら、何もしない集団のほうが死亡者が少なかったというのです。わたしはショックを感じました。横山さんの長い臨床経験でも、こういう経験はありましたか。

横山　統計処理というのは、対象を選ぶ段階で間違えたらもう駄目ですね。自由に選んだ人の集団ならいいんですが、管理しやすい集団を選んでしまうと大間違いが起こります。たとえば、女性ホルモンの摂取は乳がんを増やすということで、アメリカでピルとか飲んでる人は乳がんが増えたというデータを出したのですが、対象になった人はほとんどが黒人でした。もう、母集団がおかしい。前立腺がんとか乳がんはもともと黒人に多いのです。だから、母集団をどうやって選んだかが問題です。お酒の問題もそうです。統計処理では、毎日一合飲んでる人、二日に一合飲んでる人は、全然飲まない人より心臓病のリスクファクターが低いとなる。四合以上飲んだ人しか早死にしないというのです。では飲んだほうがいいのかという話になってしまう。たとえば営業職の人だけとか、事務職の人だけとかいうように、母集団に一定の決まった集団を選んでしまうとおかしな結果になる。

乾　フィンランド症候群の話は、好きなようにやったほうがうまくいくのではないかと暗示しているようですが。

横山　太った人のほうが長生きするというデータもあります。自分の経験からすると、血液透析の患者さんを二〇〜三〇年診てますと、几帳面《きちょうめん》な人ががんで死んでいます。ちゃらんぽらんやって、水分制限あるからおれはオンザロックだという人とか、海外旅行にも出かける人とか、昨日は飲み過ぎちゃってという人のほうが長生きしています。几帳面というのは身の毒だということですね。仕事も几帳面にやると身の毒だと思いますよ。競争心というのもすごくよくないです。マイウェイでないと……。

努力した人が報われる制度にしてゆきたい

乾　一方では、努力して自己管理した人にインセンティブを提供するという特典が欲しいですね。ご褒美《ほうび》システムです。医者でしたらある特定の努力をして医療費を抑えたら、それなりの報酬があるとか。国民のほうも自助努力して健康保険を使わなかったら、それなりのご褒美があるという仕組みが取れないでしょうか。

横山　それはあってもいいですね。日本人は表彰状でもいいんですけど、医療費を使わない人には減額措置があってもいい。

乾　中国四千年の歴史は、「現世《げんせい》ご利益《りやく》」「不老長寿《ふろうちょうじゅ》」、そして「修道成仙《しゅうどうせいせん》」なんです。俗っぽく言い直しますと、利益の追求、長生きして歳を取らない、最後は仙人になって天に昇るというわけです。西洋の宗教のように、死後の世界が永遠の生命の落ち着くところで現世は仮の姿なんていう考えは、まったくありませんね。極めて現実主義です。日本の場合には、歳を取ったら悟って、枯れて、欲望を抑えて、というのを理想とするモデルがあります。しかし、生きている限りは利益を追求する。なにもお金だけではなくて、若くありたいとか、美しくありたいとか、あるいは人に尊敬されたいとか、そういうことはあっていいのではないですか。

横山　特に男性はそうですね。どんなかたちにしろ、社会との関わりが大切なのではないですか。女性はすごい知恵を持っているし、味方も付けているけど、男性は退職したとたん孤独に陥る。ぼくはボランティアが好きなので、小学生が試合で遠征に行くというと五万円持っていって、応援してそっと置いてくると、次に行った時に態度が違います。お金だけではなくて、試合を観に行って「頑張ろう」と言って、それが気持ちがいいんです。もう六十歳になったので、ぼくは「やらされ仕事」は全部拒絶しようと思っています。自分を騙《だま》せて、「自分が好きで手を挙げてやっている仕事」なんだと思えれば、多少きつくてもやれます。二十四時間、日曜もないですけど……。

乾　横山さんが医者という立場で、そうやるのが好きなのだということは、よく分かります。

横山　ぼくは自分騙しの天才なのかもしれない。率直に言うと、ぼくはこんな人間ではなかった。ギラギラしてたし、東大病院にいる時は、早く論文書かなければとか、国際学会に出なければと思っていたし、開業したら早く大きな組織にしなければと思っていました。四十歳くらいになって、「ううん？　大きいことじゃないな」と思い始めた。

ぼくがいつも思い描くのは、ＮＨＫの大河ドラマの『いのち』（一九八六年）で、三田佳子さんの女医の最後の姿が焼きついている。医者で大成功して、息子を事務長にして、娘も医者になってという状況の中でポカッと空洞があいて、最後、無医村へ一人で行った──あの姿なんですね。医者を一所懸命やって医新会を大きくしても、最後はそこへ行ってしまうだろうなというイメージがすごく強い。だから、いつでも医新会は辞めてやろうと思っている。いつまでも自分がトップでいないとやっていけないような医新会では困るんです。

医療者と患者のコミュニケーションを取り戻すために

「患者様」っていう表現は少し変じゃありませんか

乾　病院や診療所で「患者様」という表現が流行しました。いまは少し見直されていますが、数年前は「患者様」一色でした。わたしは「患者さん」ではなぜいけないのかと、不思議に思っていました。企業が「お得意様」とか、デパートが「お客様」と呼ぶのは客が一段上に置かれているから違和感はありません。しかし、医療の場面では患者は下に見られていますから、なんだか馬鹿にされたみたいな気になりました。

患者に「様」を付けて呼ぶと言い出したのは、二〇〇一年の厚生労働省の検討会なんですね。国立病院のサービスを向上させるために、患者への姿勢を改善する狙いで「患者様」という言葉遣いを始めたんです。それが民間病院にも広がったというのが真相です。横山さんのグループでは「患者様」という言葉を使っていますか。

横山　使いません。「患者様」という言葉にたどり着くまでにはよほどサービスを向上して、全体が整ったら患者様と言っていいですけど、中途半端なサービスしか提供できていないのに、患者様と言うのはアンバランスですね。最大限もうこれ以上サービスはできませんというところにたどりついたら、患者様と堂々と言えると思いますけど。

乾　町立病院はどうですか。

横山　町立病院は患者様と言っています。それとお名前を呼んで不都合な方は前もってお申し出ください、と張り紙がしてある。でも○○様と言った後の言葉は秩父弁ですから、この落差は大きいです。患者さんに丁寧に「どうです、変わりありますか」と言うと、「せわねえやね」と言う。これは「お世話になる必要がありません」とか、「いつもと変わりないです」ということなんです。そんな感じで、「どう、動悸とか息切れとかないですか?」、「やあ、せいは切れねえ」とやっているわけですよ。そこで「患者様」のレベルから入っちゃうと、次の会話に入っていけないんです。「患者様」と言っていることに非常に違和感を感じました。付け焼刃にしか聴こえないし、形だけ整えているように思います。

乾　いま、病院言葉が問題になっています。医師が患者さんに説明する言葉が医学用語であるために通じないという問題です。それで患者さんに説明するため言い換え言葉をつくろうという動きもあるのですが。たとえば、「寛解《かんかい》」という言葉はまったく理解できないと言われています。

横山　表現で一番苦労したのは、前立腺がんで細胞診の結果を説明するのに「低分化型、中分化型、高分化型腺がん」と使うと、患者さんは低分化型が良くて高分化型が悪いと思う人と、低分化型が悪くて高分化型のほうが良いと思う人がいるわけです。これをどういうふうに説明するかというと、高分化型は中学校で不良になったくらいのタイプ、中分化型は街に出てチンピラになったタイプ、低分化型は暴力団に入ってあちこちで悪さをするタイプと説明すると、患者さんはすごく分かりがいい。だから医学用語を使ってもちゃんと中身を説明してやらないといけない。

乾　そりゃ分かりやすいですね。

横山　「がんですよ」と言っただけで患者さんは仰天しているわけですから、高分化型だったら「切らないでいいですよ」、中分化型だったら「七十五歳以下だったら切ったほうがいいでしょうね」、低分化型なら「すぐさま切ったほうがいいですよ」と、本人が理解できるように話す。表現として正しいか正しくないかは別として、相手が怖い病名を安心して受け取れるか、さっさと治さないとこれは危険だというふうに受け止めるか、それを誘導するというのは医者にとって大事なことですね。

乾　詳しく知りたくない、という人もいるでしょう。

横山　「横山先生に全部まかせます。まな板の鯉になります」と言っている人にくどくど説明すると、「おれを信用しないのか」と言う人もいる。一から百まで説明しても、まだ不安で聞きたがる人もいる。病人である以上は、病気のことを話すにもその人の性格に合わせて説明する必要があります。

乾　バッド（悪い）ニュースは、どう伝えますか。

横山　胃カメラ検査のリスクを話すにも、「一万人に何人か穴が開くことがある」と書いてあることをそのまま読みあげるよりも、「ここではそういうことは起こっていないけど、ほかのところで起こった事例もあります、一応説明義務があるので」と話します。そうすると安心してくれる。だから相手が知りたがっていれば詳しく、それも不安をかきたてないように話す。イチかバチか、もうここは治療しなくては駄目という場合はきちんと話して、「ちょっと考えさせてください」と言われたら、一週間で決めてきてくださいと言います。このへんがインフォームド・コンセントで重要なことでしょうね。

乾　理解できるように伝えなければ意味がない。

横山　医者はむずかしい言葉を使いたがるという習癖《しゅうへき》がある。平易《へいい》な言葉で、的確に相手に伝えるというのが専門職のレベルだと思うのです。

正しく理解されていないインフォームド・コンセントの意味

乾　人を対象にした医学研究の倫理原則を定めた「ヘルシンキ宣言」が、二〇〇八年に改訂されました。これは、第二次世界大戦中に行なわれた人体実験への反省から、世界医師会が一九六四年に作成したものです。「充分な説明を受けた上で同意して医療が開始される」というインフォームド・コンセントの概念の確立でした。一九七五年には、健康な人ではなく患者の場合でも、臨床試験で治療や投薬をしないグループを設けることが重要だという修正がありました。そして今回は、人体を離れた組織や医療情報の扱いの場合も、インフォームド・コンセントが必要だと、改訂しました。

医療や介護の現場ではインフォームド・コンセントは充分守られていないような気がします。日本医師会はインフォームド・コンセントを「説明と同意」という言葉に置き換えましたけれど、本当の意味は「充分な説明を受けた上で、選択し同意して医療が開始される」という意味です。横山さんのところではインフォームド・コンセントは具体的にどうしているのでしょうか。

横山　全部文章化して渡して、それにサインしていただいたものをコピーして渡しています。それにメモをプラスして、概略を分かりやすく図式化したり、選択肢を示します。それには、「選択はご本人とご家族の意思だけれど、ぼくがもし同じ病気だったらこういう選択をします。専門家としてぼくならこうだし、親父だったらこちらを選ぶし、母親だったらこっちを選ぶけど相談してください」と入れています。

乾　親しくしている八十五歳のご婦人に付き添って武蔵野赤十字病院に行ったことがあるのですが、呼吸器科の女医さんが一枚のペーパーに専門用語と記号だけを羅列したメモを示したので、まったく理解できませんでした。こういうのが、当たり前に行なわれているのが大学教育でのインフォームド・コンセントのような気がします。

横山　要するに、定型化したらインフォームド・コンセントは成立しないですよね。その人、その人に合わせて最も大切な一部分だけでも手書きできちんと作ってあげて、入院するのであれば、何のために入院するのか、どんなことをやるのか、ままある副作用はこういうことだとか、経過の予想とかを書いてあげる。

がんの末期の患者さんや家族によく聞かれるのは、「いつごろ死ぬのですか」という問いです。そういう時は、「神のみぞ知る」と言います。ぼくは人の寿命を言い当てるような失礼な医者ではありませんから……。ただ、一日二日後が危ない時は言いますね。「付き添っていてください」と。

自己決定権は守られているでしょうか

乾　もうひとつ、重要なことが「自己決定権」という考え方です。つまり、本人の許可を得ないで、たとえ家族であろうと、本人の情報を伝えてはいけないという原則がアメリカあたりでは一般化しています。しかし、日本では家族に先に知らせるという風潮がまだあります。横山さんはどんなふうにしていますか。

横山　ほとんどは現実を本人にぶつけます。ただ、自殺を企てそうな人は家族に言います。人前では偉そうにして突っ張っていても本心は分からないので、だいたい顔つきとか態度を見ていると、この人はやわだなと思われる人は家族に話します。家族もやわだったら、別の人を呼びます。よく電話で家族から病状の問い合わせがくるんですが、前もって生年月日を申告しておいてもらう。また、家族内にトラブルがないのを聞いておく。それをしておいて対応しています。遺産相続とかのトラブルに巻き込まれるのは嫌ですから……。そのへんは勘がいいので挙動不審はすぐに見抜けます。

乾　助言はしますか。

横山　本人に告げて、本人に治療の選択をさせるけれども、間違った選択に対しては「それは違うと思いますよ」ときちんと言いますね。自分一人で決めかねる時には家族とよく相談して、あるいは家族と一緒にもう一度きてくださいと言います。

一番困るのは尿道炎とか前立腺炎の場合、どこかで遊んできたというのを奥さんが覚って電話で聞いてくるんですね。そういう場合は、必ず本人と一緒に来てくださいと言います。これは一つの断り方ですね。

乾　昔はなかったのですが、いま非常に厄介なのは「家族へのケア」といいますか、患者本人以外に家族にどういう情報を提供するかという問題があります。また亡くなられた場合、「残された家族のケア」という問題がでてきています。そのへんは何か工夫していますか。

横山　亡くなった時にその方の歴史をきちっと覚えていて、この病気がいつから始まって、いままで何年かかってここまできたということを覚えておいて、「これで本人もやっと楽になりましたね」、誕生日も覚えておいて「もうすぐ何歳でしたね、惜しかったですね」とか伝えます。配偶者が先に亡くなられていれば、どのくらい前に亡くなられた、とか話します。何も見ないでしゃべるので家族はびっくりします。そのことは家族にとって、「これでよかったんだ、この先生に看取ってもらってよかったんだ」と納得できる。この配慮が一番大事だと思います。

乾　一般の企業では常識になっている「顧客満足度」という感覚が、医療や介護の世界では弱いように思います。品質が同じようなものなら、あとはサービスが決め手となると思いますが、どうも医療の世界ではそうなっていないですね。

横山　いくつもクリニックをつくってきて、それはぼくがいちばんひしひしと感じています。誰でもいいのではなくて、横山先生でなくては駄目だ、同じお金を払うのだったら横山先生に一分でも会って帰りたい――。これがすべてを表していいます。

乾　前田泉さんの『実践！ 患者満足度アップ』（日本評論社）という本によると、患者の満足度は建物の快適さや待ち時間や接遇のマナーではなく、医師との良好なコミュニケーションだというのです。心当りがありますか。

横山　ぼくの患者さんの数は半端じゃないですから。これをほかのドクターたちはどう受け止めているのか。九時に始めて三時半までは昼食もとらないで患者さんとしゃべり続けてます。そのぼくの姿が職員やほかのドクターにとって、手本というか、そうありたいと思って欲しいな、と思います。選ばれるということですね。ぼくに付く看護師も選ばれますから、気のまわらない看護師は仕事にならないので付かせません。品質というのはまさに、支持されるか支持されないかで、投票と一緒ですね。待っても横山先生にというのはありがたいことです。

乾　これからのサービス業の価値を左右するのは、人間の感性にどれだけ訴えられるかということだと思います。医療や介護は「感情労働」だという考え方が広がっています。自分の感情を押し殺して、お客さんに合せた言葉や態度で応待しなければなりませんからね。これは米国の社会学者アーリー・ホックシールドが「肉体労働」「頭脳労働」と並ぶ第三の労働形態として言い出したものです。医療や介護も例外ではないでしょう。

横山　そうですね。

乾　余談として言っておきたいことは、今の時代は「他者への想像力」が不足していますね。ひと昔前は「三無主義」と言われ、無気力・無関心・無責任が横行しました。あれは想像力が足りないことの裏返しです。病気で苦しむ人や不幸な人の出来事を、自分の問題のように感じるのが想像力です。これからはもっと想像力の教育を考えないといけませんね。

日本の医療・介護は二十一世紀の成長産業か

どうしたら月収を上げられるでしょうか

乾　厚生労働省の調査では、二〇〇九年現在の介護施設職員の月収は全年齢平均で、男性は二三万円、女性は二一万円――。税込です。全産業平均の男性三七万円、女性二四万円を下回り、かなり安いです。現在約一三〇万人といわれている介護従事者は、この金額で増えるでしょうか。

横山　この問題は地域格差が非常にあって、秩父郡市の方はほとんどが持ち家で、親の家をそのまま引き継いでいる。そのうえ畑で野菜をつくっているので、都会と違って、こうした支出と家賃の負担がない。ですから、東京の人より給料が一五パーセントくらい安くても、たくさんの就職希望者がいます。逆に、東京とか神奈川だとかはある程度給料を保障しないと人が集まらない。だから赤字体質を改善できないのです。制度的にいうと、地域格差というのは当然あるべきだし、生活費や物価の高いところでは一割くらい上乗せしてもいい。そのくらいの制度の改革はあっていいと思います。

乾　一九六〇年には約一四〇〇万人以上だった農業就業人口は、二〇〇五年には約三三〇万人と四分の一に減りました。しかし、いままた農業が見直されていて、企業が参入して野菜工場というかたちで一年中野菜がつくれるという技術がでてきたりしています。林業でも協同組合に管理を任せて間伐などをやることによって、京都の南丹市では年収四〇〇万円くらい手に入るように生まれ変わったところもあります。医療や介護もせめて四〇〇〜五〇〇万円の給料になるような産業に育て上げないと発展しないと思います。そのためには税金を投入するしかないと思うのですが。

横山　いま介護施設の中で老健が一番個人負担が少ない。有料老人ホームだと保証金と毎月二〇万円以上払って、並行して介護保険を使って、往診に医療保険を使ってとなると一番高い。老健というのは医療付きの「まるめ」（定額料金）なので一番安い。その中で、スタッフの数が何人いなければいけない、介護福祉士の資格のある人が五割以上いないと保険点数プラスにならないという制約がある。こうした施設が全国にどれだけあるでしょうか。五割以上集められるわけがないのです。そこでカムフラージュして、「今度、介護保険の報酬を上げました」と言っている厚労省の役人の狡猾《こうかつ》さにあきれます。

乾　自己負担はどのくらいまで可能ですか。

横山　いまこの秩父地区で、毎月八万円は大丈夫だが一〇万円を超えると無理だ、というのが普通です。個室に入ればこれに三万円プラスとなる。こういう状況のなかで介護職員の給料を上げるためにはどこに手を付けるか。個人負担は増やせない、介護保険もぎりぎりでこれ以上増やせない。となると、税金の投入しかないと思いますね。内需拡大ということで考えれば、国が変な箱ものをつくらないで、こういう施設をつくって運営は医療法人に任せるとかすればいいんですよ。うちは建物の借金を返すのに毎月五〇〇万円を十五年間払わなくてはならない。ハードを国が用意して、家賃はこれくらいといって、ソフトは経験のある民間に手を挙げてもらうのがいい。民間で一〇億円もする建物を用意するのは大変です。

このままでは介護施設の経営は行きづまらないでしょうか

乾　いまの状況で利益は出ますか。

横山　介護施設では出ないです。人件費率は七割です。二十四時間営業で、三交代の勤務で人手がかかりますので……。

乾　それでも全国の開業医さんに「やってみなされ」、と横山さんは言いたいですか。

横山　ぼくの場合は経営について自信がありますが、きれいごとを言ったらやはり無理でしょうね。新鮮な野菜を食べさせなければとか、業者に丸投げしては味がまずいとか、これを言い始めたらきりがなく、お金がかかりますから。落とし所をきちんと決めて、経営が立ちいかなくなることが利用者さんに迷惑をかけるという立ち位置に立ってものごとを考えたら、それはやりようがあります。ノウハウもあるし、ぼくはどこでもできます。なにせ、一番むずかしいかたちで始めていますから。

乾　いまの日本は、理想というか贅沢《ぜいたく》な要求をしているんですね。介護もあまり高い理想を言わずにもう少し現実的になったほうがいいですね。

横山　制度を緩《ゆる》めたらいいんですよ。こういう施設をきちんと持っていたら、あとは周辺にいくらつくってもいいと言ってても、秩父郡市で何ベッドと決めてしまう。だから、ここでは土地もあるのにつくれない。それでベッドは足りてますと言う。だったら、なぜ待っている人がいるのかということです。

乾　群馬県の老人施設が火事になって、入居者は東京都の生活保護を受けている人ということが発覚しましたが、それ以前から、たとえば東京の大森地区などは施設がつくれないで近県の施設に依頼している、という状況はあったわけです。

横山　うちにも依頼がきますよ。本当は、東京都が生活保護の人の入れる施設を都内につくるべきなんです。生活保護はみるけれど、介護が必要になったら全部

老い 障害 孤独

群馬10人死亡火災

安住の地なくて入所

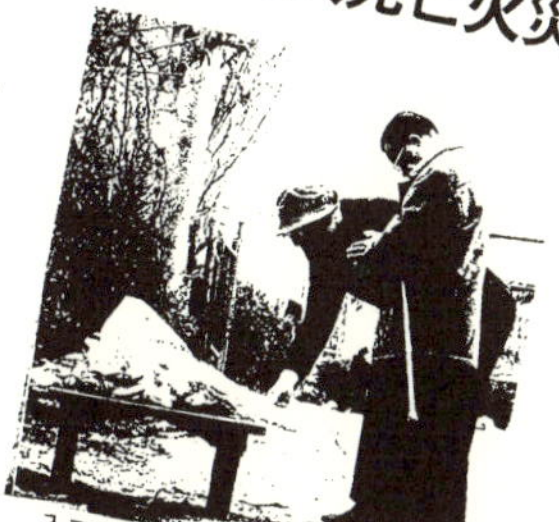

入所者の友人が焼け跡近くに設けられた献花台に花をたむけた＝22日、群馬県渋川市

（朝日新聞　2009年3月26日）

他県に丸投げして住民票だけ置いておいて、金出すからいいだろう、というのはおかしいです。東京都は金持ちの発想に立ってやっている。オリンピック招致で騒いでいる前にやることがあるだろうと言いたいです。

経済優先より社会保障の充実を頼みます

乾　介護にもっとお金を回せという運動を、なぜやらないのですかねえ。

横山　東京都は四億円出すと言っています。これでは土地も買えない。練馬区あたりで借りても、二〇〇〇万円の保証金で、地代を毎月二〇〇万円ずつ払ったら一〇年で四億円はなくなります。だから十数年経ったら、東京都の老健施設は破綻すると思いますね。みなほとんど借地でやっていますから。まだ、団塊の世代がピラミッドの頂点にいるので、十五年後は恐ろしいですね。

乾　そこに横山さんのアイデアはないですか。

横山　今回、こういう施設をつくってつくづく感じたんですが、生活保護の人、まして血液透析の患者さんは気の毒なんです。だからアパートを買い上げて、血液透析患者さんでも、高齢の患者さんでも、安いアパート代で住んでもらって、管理はクリニックがきちっとしてあげることを実現しようと思っています。実は、今も中古のアパートをあちらこちらに見に行っています。社会的なニーズに対しては、何とか針の穴に糸を通してでも答えを出してあげたいですね。生活空間と安心・安全と医療と介護がひとつの空間にないといけないと思って、長瀞倶楽部をつくったのですが、バラバラだったらどうできるのだろうと考えた。板橋には訪問看護ステーションもあるし、デイサービスもあるのだから、それをやってみたいなと思っています。小さくても具体的なことをやりたいですね。

乾　アパートはどこに借りるのですか。

横山　板橋です。一二人くらい住めるところで、一階は駐車場と倉庫があるので、倉庫を訪問看護ステーションにして、二階にデイサービスを入れてリハビリやって、三階を住まいにして、そのくらいだったらぼくにもできるかなと思っています。誰かがやると医者も目ざといから、「あ！　ああいういい方法があるのか」と思わせたほうが勝ちなんです。要は、ぼくのは発明なんですよ。

乾　日本は二十世紀末にバブル経済が崩壊して、日銀は緩和政策をとり続けてゼロ金利が続いています。一九九一年から二〇〇八年まで十七年も続いているわけですから、家計の利子収入の損失は三〇〇兆円以上になります。この失われた利子収入が銀行を救い、経営不振の会社を助けてきたといってもいいわけです。この三〇〇兆円が払われていれば、いまの介護の問題も助かったと思います。国は二重取りしている気がしますね。国が本気で難病の人とか高齢者を助けようとするならば、費用はそんなに多くは必要ないんです。極端なことをいえば、自衛隊の飛行機二〜三機分で済むんです。

横山　ともかく、厚生労働行政に過度の期待をしないことと、制度で目の前にニンジンぶら下げられて、つられて二階に上がったらハシゴを外されるぞという警戒心を持ってこの世界で生きていくことです。

乾　精神科医のなだいなださんがウェブサイトに仮想政党「老人党」を立ち上げたのは二〇〇三年でした。新聞に紹介されたら、一週間で一万件を超えるアクセスと一〇〇〇件近い書き込みがあったので、老人党を旗揚げしたと言っています。インターネットがこれだけ手軽に使えるんですから、「老人安保闘争」をやらなきゃいけないです。何でも経済優先という考え方は許せない。政権も老人ネットで変わっちゃうぞ、という気概でね。無年金とか国民年金しか受給できない人とか、現実にいま生活に困っている人を助けるというのが社会保障なんですから。少なくとも、自己責任だと言って福祉を切り下げてくる政治に「異議申し立て」をしなければいけない。「長生きして良かった」と思える世の中にしないといけません。

横山　ぼくは自分では闘っているというイメージはないんだけど、得手勝手で群れないでしょう。だから変わり者だとみなが思っているから、すごく楽になっている。期待されてないから、あいつは何か好きなことをやっていると思われている。放っておいたほうがいいと。そこへ行くまでが大変でしたね。

最後に横山博美さんの信念をお伺いします

乾　人類史というのは便利さと快適さを追求してきたのですが、日本の歴史をさかのぼってみると、江戸時代というのが実は一番豊かな社会だった気がします。なぜかというと、「江戸の三ない主義」というのがあって、「できるだけ物を持たない」「出世しない」「悩まない」ということでした。これは人間の理想ではないでしょうか。

横山　江戸時代の話が出ましたが、ストーリーに合わせてお客さんをびっくりさせる姿・形に勝負をかけているという歌舞伎の初代市川団十郎の話にぼくは感激しました。多分、ぼくは自分の中でそれをしているような気がする。日本人が好きなストーリー、人が何を求めているかというのをぼくは分かっている。まず初めて会った時に、こんな医者に会ったことがないと感じてもらう、この医者ならば期待できる、というストーリーを用意しておくことです。それで市川団十郎の世界と共通するところを目標にしていくと、あなたのためにわたしは自己犠牲をここまでやれますよ、ということを期待させることだと思う。言うことを聞かせようと思ったら携帯電話番号を教えます。何時でも電話しろと。

乾　それで、どうなります。

横山　「菅原伝授手習鑑」で、寺子屋にかくまっていた菅秀才に捜索の手が迫ってくる。首を刎《は》ねにやってきたのは松王丸で、前日に実子を身代わりとして差し出していた。そして実子の小太郎の首を刎ねて菅秀才を助けるという話がある。これは究極ですもの、外人は絶対分からないと思う。こうしたストーリーで日本という国はやってきている。そこに患者さんや家族は原点を持っていると思う。だから、ぼくは自分の子どもを差し出して首を刎ねさせるくらいの覚悟で医者をやっていますよ、というのはキープしたい。こんな医者に会ったことはないと思われるように髷《まげ》を変えたり、隈《くま》取り変えたりして、覚悟して伝統を壊しているわけなので、こんな馬鹿なことを考えて医者をやっている人はいないと思う。

乾　そんなことを考えているんだ。

横山　ぼくはプロ野球の桑田選手が大好きなの。ピアノ弾いてみたり、ワインに詳しかったり、でも全部野球に結びつくじゃないですか。人間国宝の人を見ても、プロだったら仕事に直接関係ないことをやっても、結局結びつく。それを一〇年ほど前からやり始めたら、自分のなかで納得がいくようになった。

乾　まわりがついてくるのは、その納得している姿なんだ。

横山　それと分かりやすい話をすること──。一回目に会った時のことを記憶しておいて、次に会った時にチラッと言うと、この先生カルテがこんなにあるのに、何で覚えているのだと。記憶力が悪かったらぼくの仕事は成り立たないですね。十七歳の時から訓練して、メモは取らないですから……。

乾　リーダーの条件は仕草とか人を覚えていることと言われていますからね。

横山　ぼくは話の内容で覚えるのではなくて、画像で覚えているんです。

乾　ところで、横山さんの信念は何ですか。

横山　奉仕という言葉の本質は、自分が得手勝手におせっかいを焼いていて、相手に何も求めないということですかね。

乾　そのことは一番理解されにくいですよね。親切でやっているのではなくて、自分の喜びのためにやっている。

横山　ボランティアというのはそれが極意ですね。「してください」と言われてやるのではなくて、「多分して欲しいだろうな」と思われることをやって、「ご迷惑ならごめんなさい」という話です。

乾　余計なお世話ということか。

横山　それと松澤宗閑の石碑ですね。現実に目の前に「松澤宗閑翁の碑」とあって、裏にその時の村人の名前だけが書いてあって、曰《いわ》く因縁が何も書いてない苔《こけ》むした石碑というのは、ぼくのなかでものすごく大きなものです。

乾　司馬遼太郎の描いた坂本龍馬のように、横山さんは「私利私欲」がないんですね。

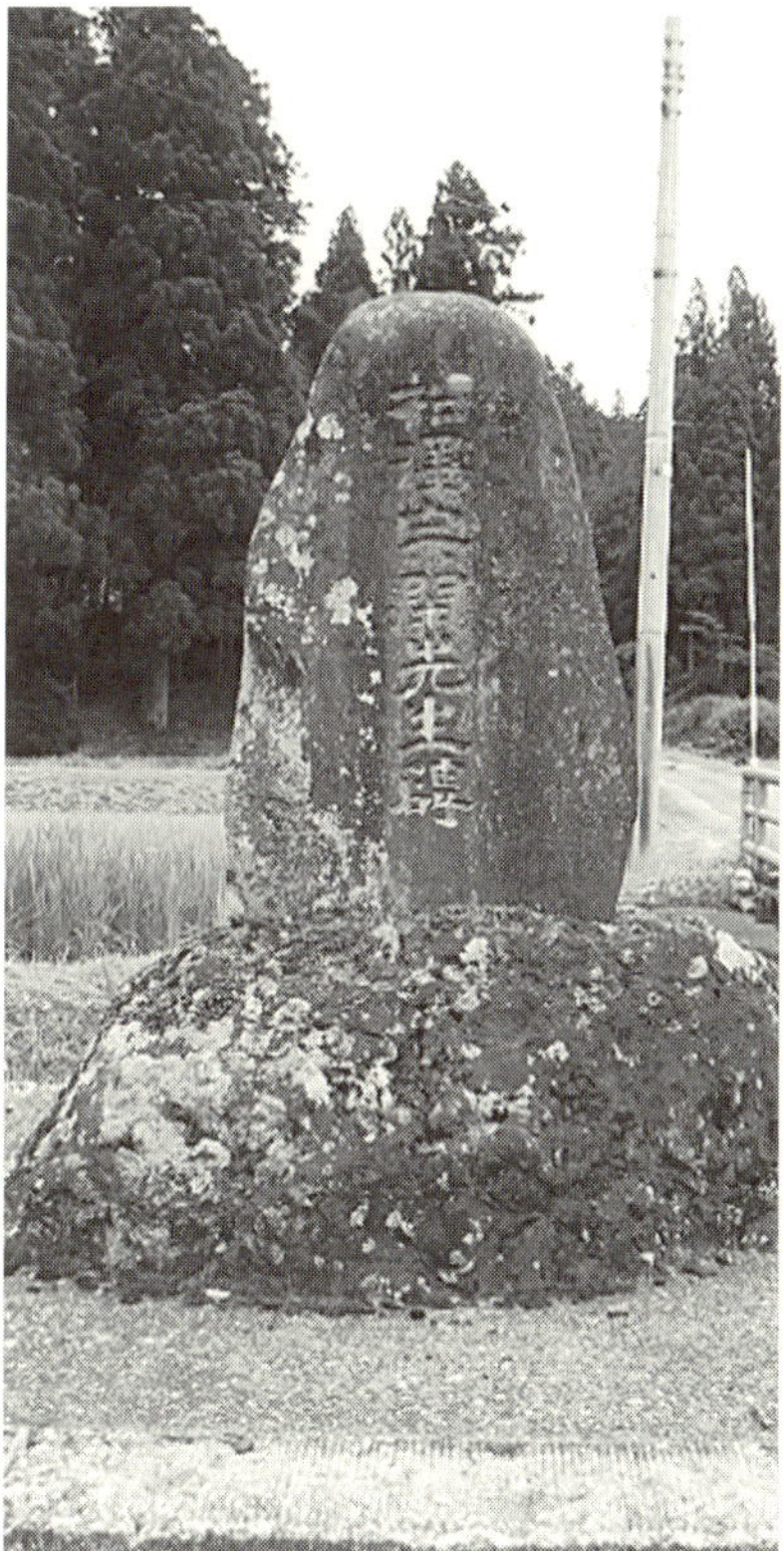

松澤宗閑翁の碑

おわりに

二〇〇九年五月二十九日、長瀞の介護老人保健施設「縄文の里　長瀞倶楽部」で、この対話を収録した。私の作った目次に従って、対話は実に六時間に及んだ。

その速記録は、人間と歴史社の鯨井教子さんが書き起こしてくれたが、その出来上りぶりに、私は驚嘆した。不用な部分を切り捨て、必要不可欠なところを的確に拾い出した文章は、臨場感に満ちていた。したがって、加筆したり削除したりする作業は極端に少なく、修正に要した日時は二日に過ぎなかった。

それは、やはり横山博美氏の語りの巧みさに負うものであった。何よりも、横山氏の博覧強記《はくらんきょうき》ぶりに、私は舌を巻いた。しかも、才気煥発《さいきかんぱつ》のうえに当意即妙《とういそくみょう》ときている。「打てば響く」という表現は、横山氏のためにあるのではないか、とさえ私は思った。

共鳴するところも、対立するところも含めて、この対話はうまくいったと、私は満足している。

まず、日本の開業医はどういう仕事をする人なのか、ということを聞き出すことができた。また、その職能をフルに発揮すれば、これだけの事業展開が可能になるという実例が紹介できたことも画期的だったと思う。

けれども、私が一番印象深かったのは、次のことであった。

それは、医師や看護師、コメディカルの専門職は、「人々を支えたい」という使命感と、「人々の役に立ちたい」というサービス精神が無ければ、なってはならないということである。学業成績だけで医学部に入学させるのは、きっと間違いだと私は思う。

このことは、医療や福祉の仕事を目指す人に共通に求められる原則なのかもしれない。

この本は、まず「医新会」の職場で働く人々に読んでもらいたい。あなたの仕事は、こんなにも志の高いリーダーによって営まれていることを知って欲しい。

次に、その家族の方に読んでもらいたい。あなたの家庭の働き手は、こんな誇らしい仕事をしていると喜んで欲しい。

さらに、取引先の人々にも読んで欲しい。あなたの納入する物品やサービスは、こんなに役立っているのだと自慢して欲しい。

医師や看護師、コメディカルの人、そして福祉や介護の現場で仕事をしている人々には、現実の諸問題を具体的に克服するヒントにしていただければ、望外の幸せである。

市民の人々が、医療や福祉の問題を専門家まかせにするのではなく、自分たちの頭で考え、自分たちの手で前進させるものだと気づいていただけば、この本を世に問うもう一つの意図は達せられたことになる。

この本の作製の過程で、多忙を極める横山氏と私のコミュニケーションのために「神田医新クリニック」の鈴木直文事務長に、ご足労をおかけした。鈴木氏の労を惜しまぬ協力が無ければ、この本の期日までの完成は不可能であったに違いない。そのビジネスのスピードと誠意は、多分、医新会のポリシーの延長線上にあるものと理解して、重ねて深謝したい。

余談を一つ付け加えたい。

この本は「人間と歴史社」代表、佐々木久夫の情熱と決意から、偶然、誕生することになった。

実は、その頃、私は『医新会　三〇周年記念誌』として小冊子を製作する相談に乗っていた。当たり障りの無い内容に、横山氏と私の対談を加えて「祝賀会の引出物」に仕上げてはどうか、と私は常識的な結論を出していた。

その製作を、ある日、佐々木氏に依頼するために会うことにした。

その席で、佐々木氏は意外な逆提案をしてきた。

冒頭に載せた一〇年前の私の短いルポ記事を読んで、その後を取材して「開業医・横山博美氏の生きざま」を丸ごと一冊に仕上げて出版したい、と言う。

しかし、出版の期日は一〇月の「医新会　三〇周年記念祝賀会」に間に合わせるという条件付きである。残り時間は一〇か月しかない。

私も、過去に編集者として飯を食べていた経験がある。本づくりは素人ではない。かねてより、私は日本の出版界の現況に危機感のようなものを抱いていた。

出版の原点は、言葉によって訴え、言葉によって伝えることではなかったか、そのことが軽視されているのではないか——というのが私の疑念であった。

一か八か、対話によって、横山氏の本音を聞き出し、開業医の魅力と可能性に迫ってみよう、ということで佐々木氏と私の意見は一致した。

そんな訳で、この本は、素材として開業医・横山博美氏の良質さに負うところは絶大であるが、同時に編集者・佐々木久夫氏の新たな出版への挑戦の企てであることを記録しておきたい。

最後に、本書の製作を担当してくださった井口明子さんに感謝したい。私の思いつきの手描きのイメージ図表を、鮮やかに仕上げてくれた。さらに、読みやすい本づくりを工夫してくれた。ありがとう。

二〇〇九年八月末日

乾　成夫

著者略歴

横山　博美（よこやま ひろみ）

医療法人社団「医新会」理事長。
1949年生まれ。1976年3月、国立弘前大学医学部卒業。同年6月、東京大学付属病院泌尿器科入局。同年7月、同助手。1978年7月、都立墨東病院泌尿器科主事。1979年10月、大山中央クリニック開設。1989年4月、板橋区医師会理事。1991年3月、新ビル完成移転　大山クリニックに名称変更。1993年2月、医療法人「医新会」設立。1996年9月、訪問看護ステーションにりんそう開設。1998年1月、訪問看護ステーションすみれそう開設。1999年1月、医新泌尿器科胃腸・肛門科開設（旧名称：医新泌尿器科クリニック）。2000年2月、神田医新クリニック開設（旧名称：医新会泌尿器科）。2000年5月、訪問看護ステーションにりんそうとすみれそう統合。2000年6月、公益法人「天然物医科学研究財団」会長・理事就任（旧名称：羽根田天然物化学研究会）。2002年3月、NPO法人「日本前立腺協会」設立　代表就任。2005年10月、デイサービスセンターにりんそう開設、訪問看護ステーションにりんそう移転。2006年10月、介護老人保健施設長瀞倶楽部開設。2006年11月、長瀞医新クリニック開設。2007年9月、東京八重洲歯科開設。2008年10月、国保町立小鹿野中央病院運営管理者就任。2009年6月、間葉系脂肪由来幹細胞による「再生医療研究会」会長就任。

著書

『男の更年期・女の更年期』人間と歴史社（1996年）
『男性更年期の謎』人間と歴史社（1998年）
『オトコが50歳過ぎたら読む本 ―前立腺肥大症は切らずに治せる―』三修社（1999年）
『オトコが50歳過ぎたら読む本2―切らずに治す前立腺肥大症と男性力パワーアップ法―』
　三修社（2000年）
『知って安心 男の更年期』講談社（2000年）
『知っておきたい男の更年期』池田書店（2001年）
『驚異の消痔霊・痔硬化療法 ―痔を切らずに治す最新療法―』ドクターズユニオン
『男も女も更年期から始めよう』学陽書房（2001年）
『ビジネスマンの「からだ・こころ」リスクマネジメント』三修社（2004年）

著者略歴
乾　成夫（いぬい なりお）

1939年、三重県志摩市的矢に生まれる。

1961年、立教大学卒業後、医学書院に入社。編集部勤務のかたわら、組織内ジャーナリストとして活動し、「日本死の臨床研究会」常任世話人、「日本生命倫理学会」理事を歴任。

1994年、医学書院を退社。以後はフリーとして活動。出版プロデューサー、ノンフィクション・ライター、エッセイスト、医療ジャーナリストなど領域を限定せずに活動中。

開業医《かいぎょうい》ほど素敵《すてき》な仕事《しごと》はない

2009年10月10日　初版第1刷発行

著者　乾 成夫　横山博美
発行者　佐々木久夫
発行所　株式会社 人間と歴史社
東京都千代田区神田駿河台3-7　〒101-0062
電話　03-5282-7181（代）/ FAX　03-5282-7180
http://www.ningen-rekishi.co.jp
印刷所　株式会社 シナノ

ISBN 978-4-89007-176-0

タゴール 死生の詩

森本達雄 編訳

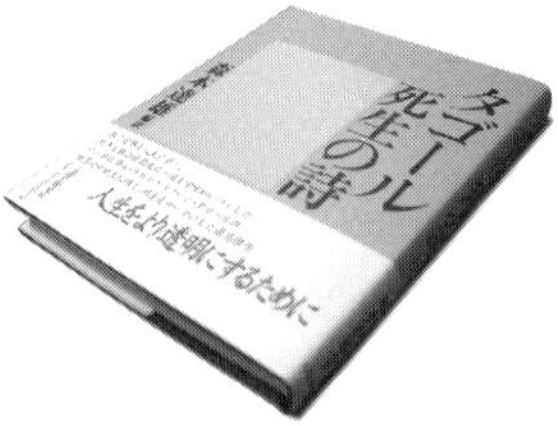

深く世界と人生を愛し、
生きる歓びを最後の一滴まで味わいつくした
インドの詩人・ラビンドラナート・タゴールの
世界文学史上に輝く、
死生をテーマにした最高傑作

定価：2,100円（税込）

ISBN 978-4-89007-131-9

ガンディー「知足」の精神

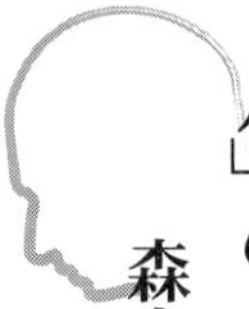

森本達雄 編訳

「世界の危機は大量生産への熱狂にある」「欲望を浄化せよ」―。ガンディーがあなたの魂の力に訴える!

本書はガンディーの思想のエッセンスをキーワードをもとに再構成。
「文明は、需要と生産を増やすことではなく……欲望を減らすこと」というガンディーの「知足」の精神は今日の先進社会に生きる我々への深い反省とメッセージである。本書には、現代人が見失った「東洋の英知」ともいうべき精神のありようが、長年の実践に裏づけられた言葉としてちりばめられている。

定価：2,100円（税込）

ISBN 978-4-89007-168-5